Fünf Elemente Ernährung

Dr. med. Ilse Maria Fahrnow
Jürgen Fahrnow

Körper & Seele

Lebens- und Kochkunst aus dem Reich der Mitte
—
Die Kraft der Lebensmittel gezielt nutzen

GU

Inhalt

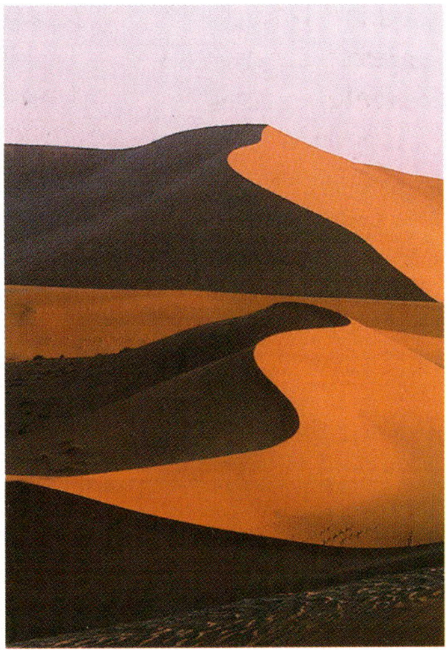

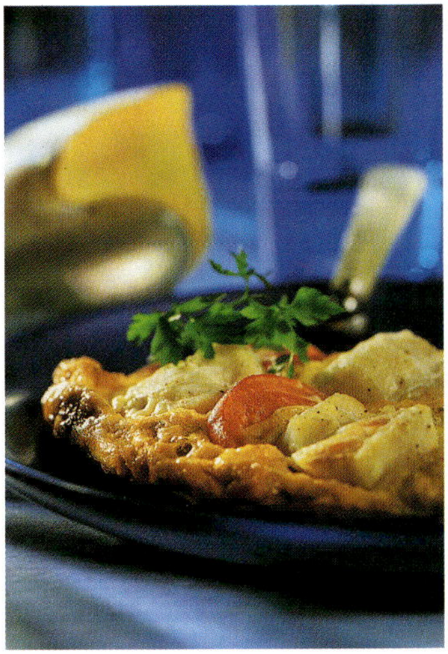

Dieses Buch bietet Ihnen einen umfassenden Einstieg in das System der Ernährung nach den Fünf Elementen. Sie werden vertraut gemacht mit den philosophischen Hintergründen und erhalten viele praktische Tips und Kochrezepte, die es Ihnen leicht machen, die Lehre von den Fünf Elementen in Ihrer Küche umzusetzen. Darüber hinaus finden Sie Anregungen für ein Leben in Harmonie mit den Fünf Elementen sowie ein Extrakapitel über das Abnehmen.

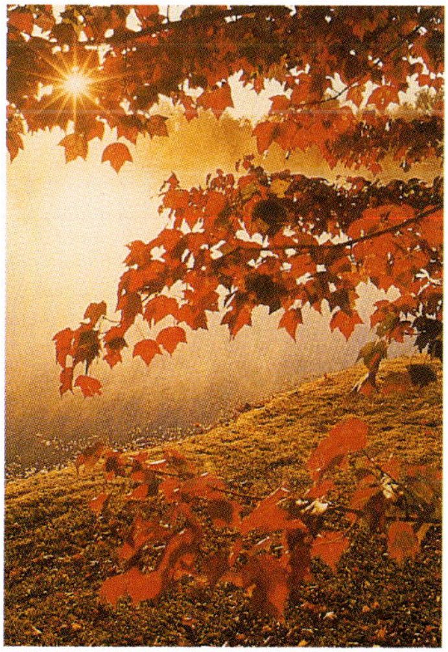

木
火
土
金
水

TIP

Mit gesunder Ernährung tun Sie viel für Ihre Gesundheit. Bitte beachten Sie jedoch, daß dieses Buch keinen Arztbesuch ersetzen kann. Wenn Sie also unter ernsten oder lange anhaltenden Beschwerden leiden, sollten Sie sich unbedingt an einen Fachmann wenden.

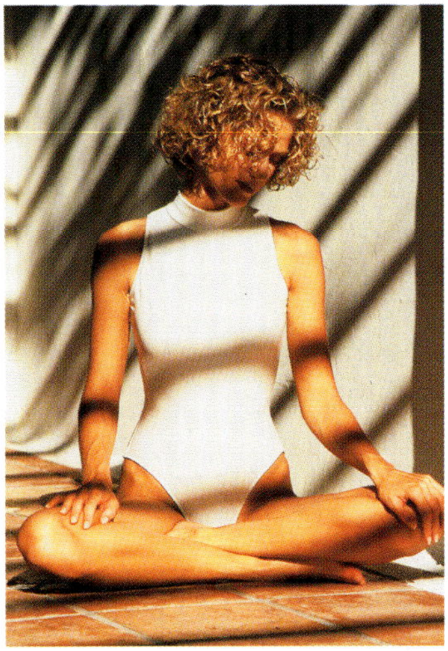

Die Energie der Nahrung

Die chinesische Ernährungslehre ist ein wichtiger Bestandteil der Traditionellen Chinesischen Medizin (TCM) und umfaßt die alltägliche Ernährung ebenso wie die Behandlung Kranker mit speziellen Diäten.
Westliche Ernährungslehren basieren auf einem mechanischen Modell vom Menschen. Der zentralen Frage »Welche Stoffe braucht der Mensch, um zu funktionieren?« folgt die Empfehlung von Nahrungsmitteln, die diese Stoffe enthalten. Aber auch nach langzeitiger Befolgung dieser Anleitungen fühlen sich viele Menschen weder gut noch gesund.
Diesem anatomisch-physikalischen Lebensverständnis steht die energetische Sicht der TCM gegenüber. Im Mittelpunkt stehen hier die Organe und Gewebe in ihren energetischen Wechselbeziehungen. Nahrung wird danach beurteilt, wie sie Energien aktivieren, erhalten und erneuern kann.
Nahrung und Atmung sind die wichtigsten Energiequellen des Menschen, mit denen er seine angeborene Lebensenergie ergänzt. Und die Nutzung der Nahrungsenergie hängt vom funktionell-energetischen Zustand des Organismus ab. Nahrung kann ihre Wirkung nur dann voll entfalten, wenn der Organismus fähig ist, sie aufzuschließen, in Brauchbares und Unbrauchbares zu trennen, zu transformieren und zu den Organen zu transportieren. Wichtig sind also

1. die in der Nahrung vorhandene Energie und
2. die Fähigkeit des Organismus, diese zu nutzen.

Die chinesische Diätetik berücksichtigt beides, und die Ernährung richtet sich nach der individuellen Konstitution sowie momentanen Stärken und Schwächen. Sie ist somit höchst individuell.

Ilse-Maria und Jürgen Fahrnow studieren seit Jahren die chinesische Heil- und Kochkunst, und das Ergebnis liegt in diesem Buch vor: eine praxisorientierte Einführung, die gesundheitsfördernde und kulinarische Anregungen bietet. Ich wünsche allen Lesern viel Spaß beim Lesen und viel Genuß beim Umsetzen dieses ersten ärztlichen Ratgebers in der chinesischen Kunst der gesunden Ernährung.

Dr. med. Walburg Maric-Oehler, Bad Homburg
Erste Vorsitzende der Deutschen Ärztegesellschaft für Akupunktur (DÄGfA), Vizepräsidentin des International Council of Acupuncture and Related Techniques (ICMART)

Ein Wort zuvor

Unsere ersten Kontakte mit der Fünf-Elemente-Ernährung liegen schon Jahre zurück. Damals gingen wir mit Lust und Neugier daran, einige Tips aus der Fünf-Elemente-Lehre auszuprobieren. Besonders verblüffend erschienen dabei zwei Aspekte:

- Wir spürten sofort, wie wir durch diese Speisen fitter wurden und uns wohler fühlten.
- Einige der Ernährungstips hatten wir instinktiv schon immer praktiziert und sahen uns nun bestätigt.

Diese ersten Erfahrungen teilten wir mit Patienten in unserer Praxis, und das Bild wurde vielschichtiger. Neue Entdeckungen und Erfahrungen kamen hinzu, und immer wieder fanden wir die jahrtausendealte Lehre aus China bestätigt. Bei der Ausbildung von Akupunkturärzten und in unseren Seminaren für Laien entstand ein reger Austausch zum Thema »Fünf Elemente«.

In den letzten Jahren kam aus den Reihen unserer Kursteilnehmer und Patienten immer häufiger der Wunsch nach einem Buch, das alle unsere Erfahrungen zusammenfaßt. Als Ergänzung zu den bereits erhältlichen Büchern zu diesem Thema wünschten sie sich zwei Dinge: die Möglichkeit zur raschen Selbsteinschätzung der persönlichen Energieverteilung in den Fünf Elementen sowie Rezepte und Anregungen zur Integration der Fünf-Elemente-Ernährung in den Alltag. Wenn wir die Antwort auf diese Bitten nun vorlegen, danken wir gleichzeitig all denen, die uns mit ihrem Interesse zum Schreiben angeregt haben.

Sehr herzlich danken wir unseren Lehrerinnen und Lehrern, die uns auf unserem Weg begleitet und geschult haben: Dr. med. Ruth Schmitz-Harbauer und Dr. med. Jochen Gleditsch, Ehrenpräsidenten der Deutschen Ärztegesellschaft für Akupunktur (DÄGfA), stellten die Weichen für eine traditionelle chinesische Betrachtungsweise des Lebens und der Heilkunde. Ihre Anleitungen vermitteln ein tiefes Verständnis für die Einheit von Körper, Seele und Geist. Dr. med. Walburg Maric-Oehler, ihre Nachfolgerin im

Präsidialamt, beschenkte uns mit ihrem kreativen Schatz von Analogie-Bildern. Neben der Einheit von Körper und Seele liegt ihr auch die Verbindung östlicher und westlicher Medizin am Herzen. Barbara Temelie, Vorreiterin der Fünf-Elemente-Ernährung, widmete sich als eine der ersten schriftstellerisch diesem Thema. In ihrer frischen und persönlichen Art schulte sie uns in Kursen. Dr. med. Stefan Kirchhoff, Dr. med. dent. Roland Dobler und Dr. med. Fritz Friedl regten uns an, das Konzept immer wieder zu überdenken. Ihnen und allen anderen Dozentenkollegen der DÄGfA sind wir dankbar für die langjährige fruchtbare Zusammenarbeit.

Die Raffinesse der Spitzengastronomie und die harmonische Vielfalt eines Festmahls für Körper, Seele und Geist verdanken wir Dr. phil. Robert Eijkelboom. Er verband eine solide Ausbildung zum Spitzenkoch mit der sensiblen Schulung aller Sinne und machte Kochen zur Philosophie.

Daß das Kochen nach Energiegesichtspunkten nicht nur eine chinesische Erfindung ist, lehrte uns unsere Oma Maria Herber. Sie pflegte das lange Garen bei Niedertemperatur und servierte uns die saftigsten Bratenstücke. Sie wußte, daß sauer lustig macht und bittere Speisen das Herz unterstützen. Sie hatte immer eine lange gekochte Brühe auf dem Herd und pfefferte die Speisen, bevor sie das Salz zugab, so wie es das Kochen im Zyklus der Fünf Elemente vorsieht.

Christina Gattys, unsere Agentin, gab uns die entscheidenden Hinweise, wie ein Buch gestaltet sein muß, um zur Lektüre einzuladen. Dem Gräfe und Unzer Verlag, insbesondere Ilona Daiker und Gerlinde Wiesner, danken wir für die Klarheit und Kompetenz während aller Absprachen und für das Engagement, unsere Ideen in eine ansprechende Form zu bringen.

In dankbarer Verbundenheit mit allen hier Genannten und auch den vielen nicht namentlich erwähnten Freundinnen und Freunden der Fünf-Elemente-Philosophie laden wir nun Sie, liebe Leser, ein, Ihre eigene Entdeckungsreise ins Reich dieser gesunden Genüsse zu machen. Wir wünschen Ihnen dabei viel Spaß und glückliche Sinneserfahrungen und freuen uns, wenn wir auch einmal von Ihren Erlebnissen mit der Fünf-Elemente-Küche hören.

Dr. med. Dipl.-Psych. Ilse-Maria Fahrnow, Ärztin und Dozentin für TCM, Homöopathie und Naturheilverfahren

Jürgen Fahrnow, TCM-Diätetik-Berater, Koch, Restaurantmeister und Sommelier

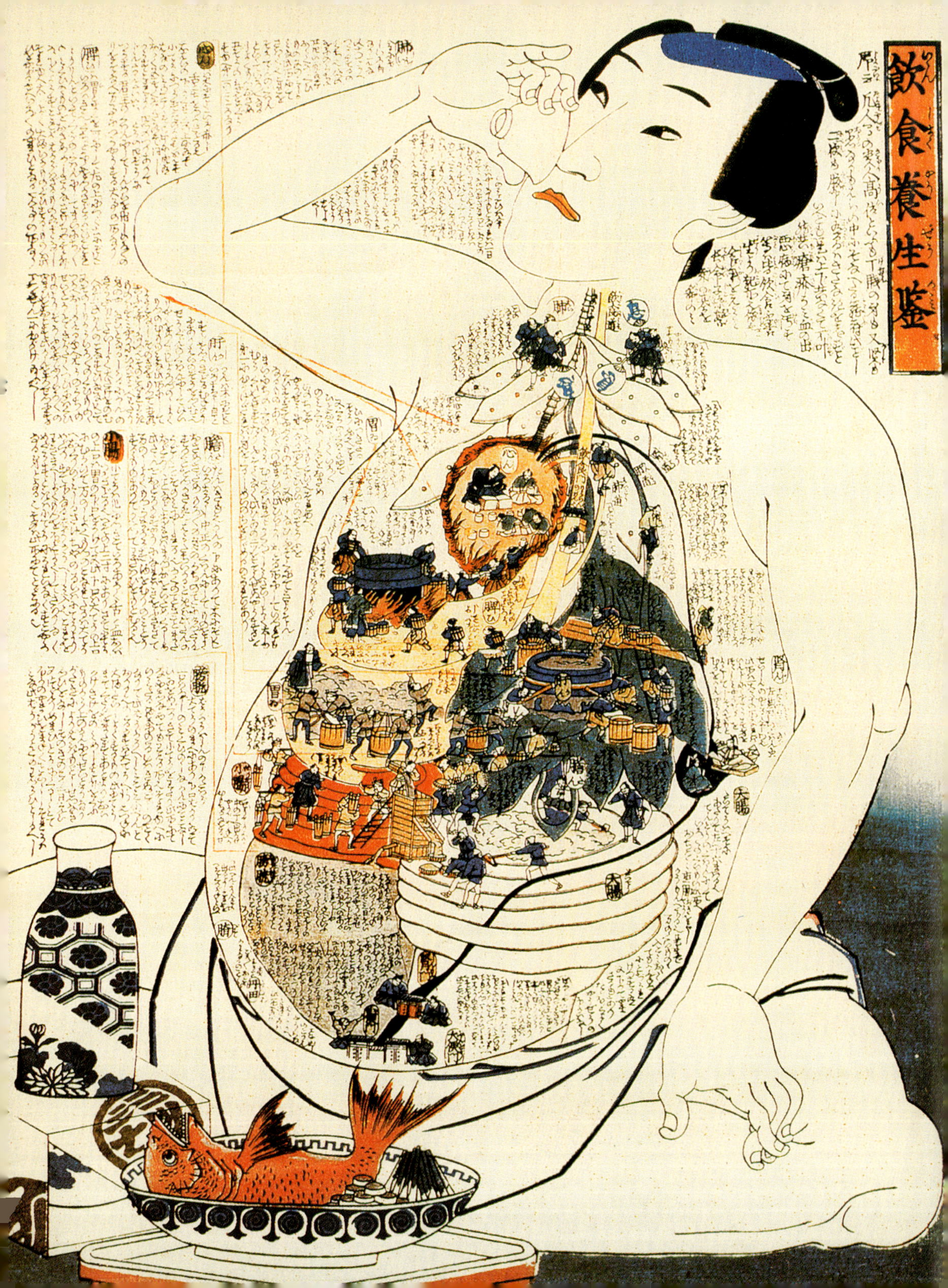

飲食養生鑑

Die Traditionelle Chinesische Medizin

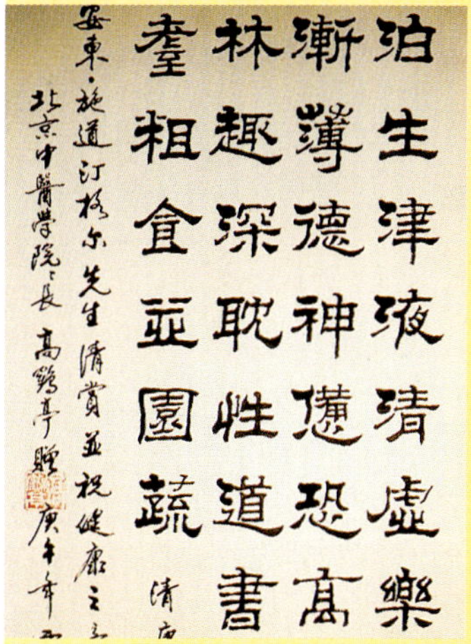

Überragende Ärzte
verhindern Krankheiten.
Mittelmäßige Ärzte heilen
noch nicht ausgebrochene
Krankheiten.
Unbedeutende Ärzte
behandeln bestehende
Krankheiten.

(Chinesisches Sprichwort, 2000 v. Chr.)

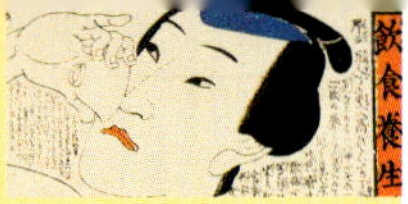

Was uns nährt

Nahrung ist das existentielle Bedürfnis alles Lebendigen und schafft darüber hinaus Genuß. Ist die Stufe des nackten Überlebenskampfes überwunden, beginnt der Mensch, sich mit der Qualität der Lebensmittel und deren Zubereitung zu befassen. Es entsteht eine Eßkultur, die so individuell ist wie die Geisteskultur eines Landes.

»Das Essen ist für das Volk der Himmel«, sagt ein altes chinesisches Sprichwort.

Die chinesische Eßkultur

Zwei Länder nehmen für sich in Anspruch, besondere Finessen in der Nahrungszubereitung entwickelt zu haben: Frankreich und China. Während die französische Eßkultur als relativ junge Kunst sich erst seit der Zeit des Absolutismus entwickelte, findet man in China jahrtausendealte Dokumente für eine Ernährungslehre, die in einen größeren philosophischen Kontext eingebettet ist und allen Menschen zugute kam.

Schon immer befaßten sich die Chinesen mit den Wirkungen verschiedener Nahrungsmittel. Ob wohlhabend oder nicht: Sie legten und legen Wert auf eine genußvolle, gesunde Nahrung, die man zur Freude für Körper, Seele und Geist in entspannter Gemeinschaft genießt. Das offene Feuer in der Mitte des Hauses ist das Zentrum der Begegnung. Die ästhetische Gestaltung der Speisen soll Auge und Herz erfreuen, der kunstvoll komponierte Geschmack Gaumen und Sinne stimulieren, die Energie der Nahrungsmittel soll Körper, Seele und Geist im Gleichgewicht halten. Am Eßtisch öffnen sich neue Horizonte, finden Entlastung und Austausch statt.

Tief verwurzelt im chinesischen Bewußtsein ist die Erfahrung, daß Nahrung nicht nur Leben erhält, sondern auch spezifische Wirkungen entfaltet: Was ist gut für die junge Frau, die soeben ihr Baby zur Welt brachte? Was benötigt der alte Mann, der nach einem langen Leben Rückschau hält und langsam Abschied nimmt von der Welt? Was nährt die kleine Tochter, die mit hohem Fieber im Bett liegt? Und welche Nahrung paßt zur jeweiligen Jahreszeit?

Die Philosophie der Fünf Elemente

Auch heute noch wissen die meisten Menschen in China – zum Teil, ohne es begründen zu können –, welche Nahrung wann die passende ist. Die Begründung für diese Kunst der harmonischen Komposition liegt in der Philosophie von den Fünf Elementen und ihren Wechselwirkungen. Ernährung ist einer der vielen Lebensbereiche, die in dieser Philosophie Beachtung finden. Die Fünf Elemente bilden sozusagen einen Kosmos: Ob in den Abläufen der Natur, im menschlichen Körper, in politischen Strukturen, in den Zusammenhängen zwischen verschiedenen Seinsebenen – in allen Bereichen ermöglicht das Modell der Fünf Elemente Entdeckungen und bietet Lösungsvorschläge für Probleme. Während westliche Diätetik sich mit immer detaillierteren Analysen der Nahrungsbestandteile befaßt, Kalorien zählt, Vitamine und Spurenelemente mißt und Tagesrationen bestimmt, widmet sich die Fünf-Elemente-Lehre fast ausschließlich einer Fragestellung: Welche Energie spendet dieses Nahrungsmittel? Welche Körperbereiche versorgt es? Dieser energetisch betonte Blickwinkel liegt allen Bereichen der Traditionellen Chinesischen Medizin zugrunde: Mit der Akupunkturnadel wird Energie stimuliert und reguliert. Über die Körperübungen des Qi Gong »arbeitet« der Mensch an seiner Lebenskraft. Masseure und Pflanzenheilkundige regen die Lebenskraft an und lösen über die Energie der Hände oder der Pflanzen Blockaden im Organismus auf. Dies alles findet vor dem Hintergrund eines Konzeptes von Gesundheit und Krankheit, von »Ordnung« und »Unordnung« statt. In der Philosophie der Fünf Elemente werden fünf Grundqualitäten in einem Regelkreis beschrieben, und ihre Wechselwirkungen untereinander und zu den verschiedenen Erscheinungsformen der beobachtbaren Welt machen dieses Modell offen und dynamisch: Alles hängt mit allem zusammen, und alles beeinflußt sich gegenseitig.

Im Unterschied zu westlichen Modellen aus Medizin und Biologie beschäftigt sich die Philosophie der Fünf Elemente schwerpunktmäßig mit der Kraft und der Energie aller Erscheinungsformen der beobachtbaren Welt.

Die Ernährung nach den Fünf Elementen

Um herauszufinden, welche Nahrung gegenwärtig die persönlich passendste ist, muß zunächst die individuelle Konstitution zum gegebenen Zeitpunkt untersucht werden. Die Frage ist demnach: Welchen Grad an Ordnung oder Unord-

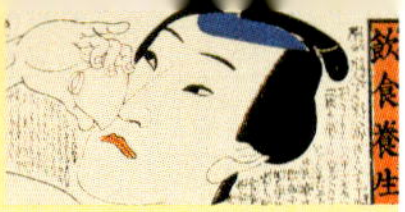

Diätärzte waren in China schon immer besonders hoch angesehen, weil die Anleitung zur richtigen Ernährung Krankheiten verhindern hilft.

nung, das heißt welches Maß an Energiegleichgewicht weist dieser Mensch zu diesem Zeitpunkt auf? Vor dem Hintergrund einer soliden Diagnose wird dann entschieden, auf welche Weise die energetische Harmonie am schnellsten und einfachsten wiederhergestellt werden kann. Die Fünf Elemente sind auf der Körperebene fünf großen Organbereichen zugeordnet. Gesundheit bedeutet, daß jedes Organ eine ausgewogene, harmonische Energie besitzt, mit der es sowohl gut funktioniert als auch die anderen Organe unterstützend beeinflußt.
Krankheit entsteht, wenn ein Organ einen Energiemangel oder Energiestau aufzeigt. Alle Bereiche der TCM – von der Akupunktur über Pflanzenextrakte bis hin zur Ernährung – zielen darauf ab, ein Energiegleichgewicht herzustellen. Am besten wirkt eine Therapie, wenn verschiedene Methoden kombiniert werden. Kranke Menschen sollten sich daher unbedingt an eine Spezialistin oder einen Spezialisten der TCM wenden, damit eine genaue Diagnose (nach westlichen und traditionell chinesischen Überlegungen!) gestellt und in der Folge der individuell beste Therapieplan entwickelt werden kann.

Das Fünf-Elemente-Modell

Eine klug gewählte und richtig zubereitete Nahrung ist sicherlich die Basis unseres Lebens. Die Komplexität menschlichen Seins kann aber dadurch allein nicht ausreichend »behandelt« werden. Das Fünf-Elemente-Modell ordnet den Elementen jeweils Seinsbereiche zu. Körperorgane, Sinnesorgane, Gefühle, Geschmacksqualitäten, Jahreszeiten, Klimabedingungen, Himmelsrichtungen – erst durch die Berücksichtigung der verschiedenen Ebenen unseres Organismus und unserer Umwelt erreichen wir innere Harmonie, die im Wechselspiel der menschlichen Beziehungen ein glückliches und gesundes Leben möglich macht. Körper, Seele und Geist brauchen die jeweils stimmige »Nahrung«, um den entspannten Ausgleich zur Mitte hin zu finden.
Im vorliegenden Buch wollen wir Ihnen Hinweise geben, wie Sie auf allen Ebenen Ihres Seins Gesundheit und Lebensglück erreichen können.

Grundlagen der TCM

Qi, Dao, Yin und Yang – diese Begriffe haben Sie wohl schon einmal gehört, wenn von Traditioneller Chinesischer Medizin oder einer ihrer Behandlungsmethoden die Rede war. Wir wollen sie kurz erklären.

Die Lebenskraft Qi

Das chinesische Wort Qi läßt sich am ehesten mit unserer modernen Vorstellung von Energie verbinden. Der Begriff Qi (ausgesprochen »Tschi«) taucht in verschiedenen Zusammenhängen auf: »Qi Gong« bedeutet beispielsweise soviel wie »Arbeit am Qi« und bezeichnet Übungen, bei denen das Qi mit Bewegungen, Atemtechniken und Visualisierungen gestärkt wird. »Qi« ist nur annäherungsweise zu übersetzen. Es meint die schöpferische Kraft, die Lebenskraft, die als energiegeladener Funke bei der Begegnung der polaren Kräfte Yin und Yang, den gegensätzlichen Energien alles Lebendigen, entsteht.

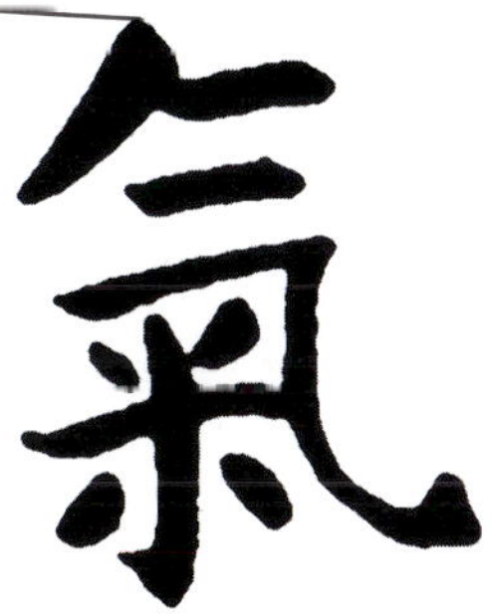

Qi hält das Universum in Bewegung, es läßt die Elemente miteinander tanzen und fließt durch unseren Körper. Wir spüren es zum Beispiel, wenn wir zufrieden und entspannt in der Wärme sitzen, als behagliches Rieseln in unserem Körper. Akupunkturärzte stimulieren das Qi, damit es harmonisch durch die Leitbahnen (Meridiane) in unserem Körper fließt. Schmerz bedeutet eine Stagnation des harmonischen Qi-Flusses, und mit Hilfe von Akupunkturnadeln wird diese Stagnation aufgelöst.

TIP

Wenn Sie Ihre Gesundheit und die Lebenskraft (Qi) stützen möchten, können Sie in den folgenden Kapiteln mit Hilfe kleiner Tests schrittweise eine Selbsteinschätzung durchführen, die Ihnen Auskunft gibt über die Energieverteilung in Ihren Elementen.

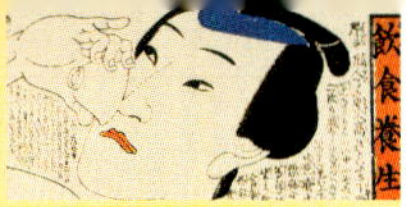

NIEREN

TIP

Führen Sie sich Qi, neue Lebenskraft, zu, indem Sie sich bewußt und ausgewogen ernähren – mit Hilfe der Fünf-Elemente-Lehre.

Luft und Nahrung ↑ Qi

Ein kostbares Geschenk

Das ist das Geheimnis des Lebens: Mit der Vereinigung von Ei- und Samenzelle entsteht der Funke, der dynamisch zur Entwicklung drängt. In unglaublicher Geschwindigkeit teilt sich Zelle um Zelle, und schon wenige Tage nach diesem ganz persönlichen »Urknall« beginnen sich Formen auszubilden: Ein neues Lebewesen entwickelt sich. Mit der Dynamik des Qi, der Lebenskraft des elterlichen Erbes, entfaltet sich das noch ungeborene Individuum.

Nach chinesischer Lehre erhalten wir bei unserer Zeugung eine bestimmte Menge Qi als Lebensgeschenk von der Schöpfung. Diese kostbare Erbenergie wird in unseren Nieren gespeichert. Zeugen wir selbst als Erwachsene neues Leben, so geben wir aus chinesischer Sicht diese »Nierenenergie« weiter. Von Generation zu Generation fließt das Qi so durch immer neue Lebenszyklen.

Die in den Nieren gespeicherte Erbenergie ist unser Kraftpotential, das ein Leben lang behütet und sorgsam verwaltet sein soll. Mit jedem Tag unseres Lebens verbrauchen wir eine kleine Menge davon – bis es zum Lebensende hin immer weniger geworden ist und sich eines Tages erschöpft. Doch wir haben zwei Möglichkeiten, Qi immer wieder hinzuzugewinnen: Durch Atmung und Nahrung können wir verbrauchtes Qi ersetzen. Sowohl saubere, von Schadstoffen unbelastete Luft wie auch eine ausgewogene, gesunde Ernährung können uns Qi zuführen – und somit unser Leben verlängern!

Atemübungen, Massage und die Qi-Gong-Übungen sammeln und stärken das Qi. Jeder Mensch hat dadurch die Möglichkeit, seine Gesundheit selbst günstig zu beeinflussen. Vielleicht haben Sie einmal Bilder aus China gesehen, wo Tausende von Menschen im Morgengrauen in den Parks ihre Übungen verrichten – machen Sie dieses »Training« doch auch zu einem alltäglichen Ritual!

Und wenn Sie darüber hinaus auch Ihre Nahrung nach der Fünf-Elemente-Lehre zubereiten, können Sie Ihr Qi in allen Organen und Funktionskreisen (= Elementen) Ihres Körpers spürbar steigern. Ein energetisch ausgewogenes Mahl macht Sie fit und zufrieden und nährt Ihre Organe ebenso wie die Emotionen.

Yin und Yang – die polaren Kräfte

Jedes Ding hat zwei Seiten – alles Lebendige ist aus polaren Kräften aufgebaut. So wie die Vereinigung von Ei- und Samenzelle neues Leben spendet, so erschafft das immerwährende Wechselspiel der gegensätzlichen Kräfte Yin und Yang die bunte Vielfalt lebendiger Seinsformen.

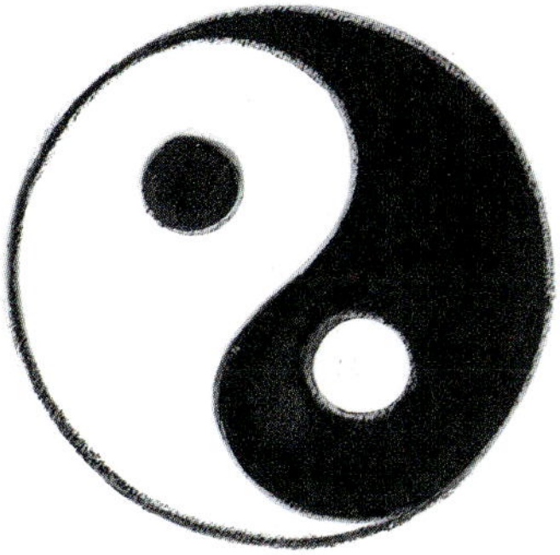

Yin und Yang – Grundbausteine alles Lebendigen

Das Symbol von Yin und Yang gehört zu den am häufigsten kopierten und benutzten. In der Philosophie des Daoismus (6. Jahrhundert v. Chr.) wird die große Schöpferkraft als »Dao« bezeichnet. Das Dao ist das unaussprechliche, nicht in Worte faßbare, hinter allen sichtbaren Dingen wirkende kosmische Prinzip. Wird diese Kraft schöpferisch aktiv und wirkt in der Welt, so spaltet sie sich in die polaren Kräfte Yin und Yang. Bei der Begegnung von Yin und Yang entsteht neues Leben: Der schöpferische Zyklus beginnt – denn auch das neue Leben enthält wiederum die polaren Qualitäten Yin und Yang.

Der Weg (Dao) schuf die Einheit
Einheit schuf Zweiheit
Zweiheit schuf Dreiheit
Dreiheit schuf die zehntausend Wesen
Die zehntausend Wesen
tragen das dunkle Yin auf dem Rücken
das lichte Yang in den Armen
Der Atem (Qi) des Leeren macht ihren Einklang

»Daodejing«, Vers 42

Himmel und Erde, oben und unten, außen und innen, Tag und Nacht ... Gegensätze um uns herum und in uns selbst prägen unser Leben vom ersten bis zum letzten Tag auf dieser Erde.

YIN-YANG

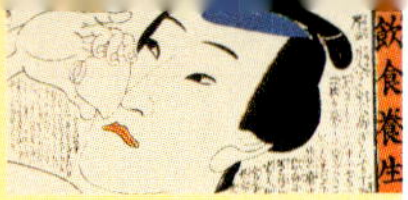

Alle Erscheinungen in der Welt beinhalten einen Yin-Anteil und einen Yang-Anteil. Und die Teile können wiederum in Yin und Yang aufgespalten werden, bis man schließlich zur kleinsten polaren Einheit gelangt. Aus der traditionellen Sicht entspricht Yin der Materie beziehungsweise der Struktur und Yang der Energie oder dem geistigen Prinzip. Der Übergang vom geistigen zum materiellen Prinzip wird in den Weisheitslehren aller großen Kulturen dargestellt (»Das Wort war Fleisch«, heißt es in der christlichen Tradition). Die moderne Physik beschreibt dieselben Phänomene mit anderen Worten: Immer kleinere polare Teilchen werden gefunden, die sich gegenseitig anziehen und die Bausteine der Materie bilden. Albert Einstein entdeckte, daß Materie und Energie im Grunde eins sind und lediglich ihre Erscheinungen wechseln. Anders ausgedrückt: Es hängt von der Betrachtungsweise ab, wie ich die Dinge sehe. Ebenso bedingen sich Yin und Yang und gehen ineinander über.

TIP

Beißen Sie einmal an einem heißen Sommertag in eine Melone, und genießen Sie die angenehm erfrischende Wirkung (Yin) ganz bewußt. Oder versuchen Sie eine Chilischote: Sie wird Ihnen die Röte ins Gesicht treiben und Sie von ihrer heißen Qualität (Yang) überzeugen. Wenn Sie erkennen, wie Yin und Yang sich in Ihnen verteilen, können Sie mit Hilfe der Nahrung einen harmonischen Ausgleich herstellen.

Yin und Yang – kühl und heiß

Die klassischen chinesischen Texte vergleichen die Kräfte des Yin und Yang mit einem Berg, der teils im Schatten, teils in der Sonne liegt. Die Schattenseite des Berges ist

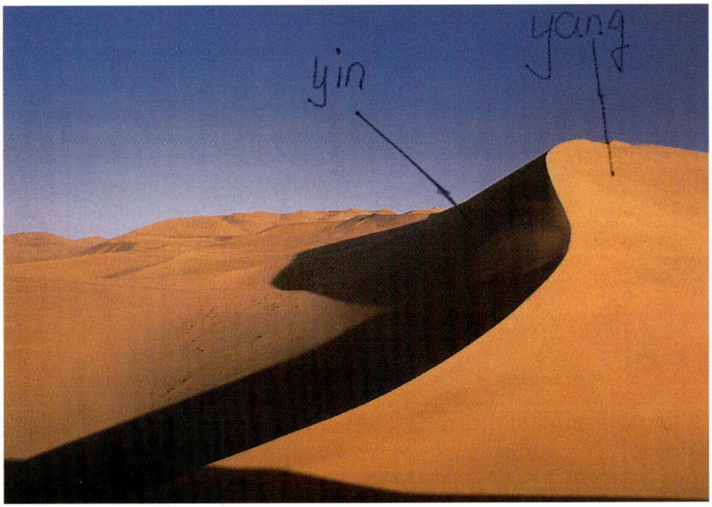

Schatten und Licht spiegeln das Prinzip von Yin und Yang.

kühl, feucht und dunkel und gehört zum Yin. Die Sonnenseite ist heiß, trocken und hell und gehört zum Yang.

Yin- und Yang-Entsprechungen

Yin	Yang
kalt	heiß
feucht	trocken
dunkel	hell
materiell	energetisch
innen	außen
Vorderseite des Körpers	Rückseite des Körpers
Speicherorgane (Leber, Herz, Milz/Bauchspeicheldrüse, Lunge, Nieren)	Hohlorgane (Gallenblase, Dünndarm, Magen, Dickdarm, Harnblase)
passiv	aktiv
Erde	Himmel
unten	oben

Quelle der Lebendigkeit: Das ewige Spiel der polaren Kräfte schafft Dynamik. Gesund sein heißt, Yin und Yang im Gleichgewicht zu halten.

Menschen, denen oft kalt ist und die ein großes Wärmebedürfnis haben, sind energetisch im Yin-Zustand – sie sehnen sich nach der Sonnenseite des Lebens, verbringen ihren Urlaub gern im wärmeren Süden und fühlen sich in trockenen Klimazonen wohl. Hitzige Naturen sind dagegen Yang-betont: Ihnen bekommen ein schattiges Plätzchen und feuchte Erfrischung gut. Krankheiten, die mit viel Hitze einhergehen, zeigen einen Yang-Überschuß an. Kalter Schweiß dagegen verweist auf einen Yin-Überschuß (Kühle und Feuchtigkeit).

Kühlende, feuchte Lebensmittel schenken unserem Körper die notwendige Yin-Energie, und trockene, erwärmende Lebensmittel versorgen uns mit Yang-Energie. Menschen, die viel frieren und meist erschöpft sind, benötigen mehr Yang in ihrer Nahrung. Und hitzige Naturen, die zu Überaktivität neigen, können sich mit Yin-betonter Nahrung erfrischen. Jedes Lebensmittel übt eine bestimmte Wirkung auf den Körper aus. Bitte testen Sie selbst: Fühlen Sie sich erfrischt und kühl nach Ihrer Mahlzeit? Dann hatte diese Yin-Qualität. Sind Sie dagegen aufgewärmt und gut durch-

Warmer Morgenbrei ↑ yang

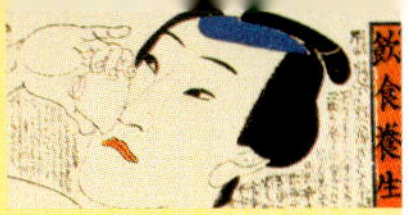

blutet? Dann spendete Ihnen die Speise Yang-Energie. Durch die Nahrungszubereitung, durch Erwärmen und Trocknen oder durch Abkühlen und Befeuchten einer Speise, können wir zusätzlich Einfluß nehmen auf den Yin- oder Yang-Gehalt unserer Mahlzeit.
Im folgenden Abschnitt erfahren Sie, welche Energie bei Ihnen noch unterstützt werden sollte und wie Sie dies erreichen.

TIP

Wo liegt Ihr energetischer Schwerpunkt: bei Yin oder bei Yang? Sollten Sie ein Ungleichgewicht feststellen, können Sie dieses mit der Fünf-Elemente-Ernährung ausgleichen.

Test zur Selbsteinschätzung

Sind Sie ein Yin-Typ, ein Yang-Typ oder energetisch ausgewogen? Über den Speiseplan können Sie Ihre Energie regulieren. Das beigefügte Poster zeigt Ihnen, ob ein Lebensmittel eher Ihr Yin oder Ihr Yang unterstützt. Das Ziel ist, Yin und Yang in ein harmonisches Gleichgewicht zu bringen. Notieren Sie bitte jeweils den Buchstaben hinter den Aussagen, die zur Zeit auf Sie zutreffen.

Bin ich ein Yin- oder ein Yang-Typ?	
Mir ist es oft heiß, und ich schwitze viel.	A
Wenn ich Schmerzen habe, ist mir Druck an der Schmerzstelle unangenehm.	A
Mir ist rasch kalt, und ich brauche immer eine Hülle mehr als andere.	I
Schmerz fühlt sich bei mir meist heftig pulsierend an.	A
Bei Schmerzen verschafft mir Druck Erleichterung.	I
Ich spreche meist laut und kraftvoll.	A
Auch nach ausgiebigem Schlaf bin ich noch müde.	I
Freunde bezeichnen mich als Hitzkopf.	A
Ich neige zu trockener Haut und trockener Schleimhaut.	A
Ich neige zu Schwellungen und Stauungen in Beinen und Füßen.	I
Wenn ich schwitze, ist mir kalt.	I
Ich fühle mich häufig ausgelaugt und erschöpft.	I
Ich liebe Sport und brauche Bewegung.	A
Krankheiten beginnen bei mir schleichend und schleppen sich über längere Zeit hin.	I

Auswertung

Jedes A ergibt einen Punkt auf Ihrer Yang-Seite, und jedes I einen Punkt auf Ihrer Yin-Seite. Yin oder Yang – auf welcher Seite liegt Ihr Schwerpunkt?

Im nächsten Abschnitt erfahren Sie, wie Sie Yin und Yang durch die Nahrungszubereitung stärken können. Ihr Testergebnis – Yin-Typ oder Yang-Typ – wird sich nach kurzer Zeit mit einem ausgleichenden Speiseplan verändern und in der Mitte einpendeln. Haben Sie die Balance einmal erreicht, können Sie wieder von allen Speisen essen. Gerät Ihr Gleichgewicht durch innere oder äußere Faktoren erneut ins Schwanken, so lohnt sich eine Regulierung mit Hilfe Ihres täglichen Speiseplanes.

Manche Menschen neigen aufgrund ihrer persönlichen Konstitution und Lebensgeschichte über lange Zeiträume zu einer Yin- oder Yang-Betonung. Länger andauernde oder chronische Krankheit bringt zum Beispiel oft einen Yin-Überschuß mit sich. Bitte wählen Sie Ihre Nahrung so, daß Sie sich energetisch im Gleichgewicht fühlen. Dies erkennen Sie an einer angenehm warmen Körpertemperatur und einer wachen Entspanntheit. Falls nötig, sollten Sie den folgenden Nahrungsempfehlungen für den Yin- bzw. Yang-Typ auch über längere Zeiträume folgen.

Gesundheitstips für den Yin-Typ

Als Yin-Typ

- leiden Sie oft unter Kältegefühlen bzw. kalten Händen und Füßen,
- bevorzugen Sie warme Klimazonen und Jahreszeiten,
- fühlen Sie sich nach einer heißen Suppe oder einer Tasse Tee gestärkt,
- leiden Sie – besonders als Frau – oft unter schweren Beinen und gestauten Füßen,
- fühlen Sie sich allgemein eher müde, lustlos, schlapp und nie richtig ausgeschlafen.

Über einen Yang-betonten Speiseplan verändern Sie Ihren Yin-lastigen Zustand oft schon in wenigen Tagen. Und so wird's gemacht:

»Wie kannst du anderen helfen, ohne dich selbst zu kennen? Bringe erst dein eigenes Haus in Ordnung, bevor du über andere sprichst.«

(Ramana Maharshi)

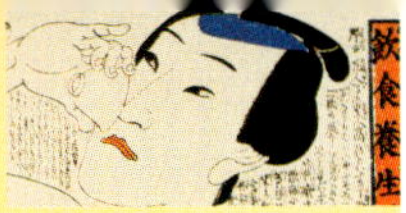

Bevorzugen Sie gekochte Nahrungsmittel

Alles Rohe fordert von unserem Organismus eine hohe Wärmeleistung, um es verdaubar zu machen. Rohes Obst und Gemüse mit Zimmertemperatur (ungefähr 20 Grad Celsius) müssen vom Körper zunächst auf seine »Betriebstemperatur« (37 Grad Celsius) erwärmt werden, um an den wertvollen Inhalt der Nahrung heranzukommen.
Um dem Körper diese Arbeit zu erleichtern, dünsten Sie am besten Obst und Gemüse vor dem Verzehr kurz an, und rösten Sie Getreide vor dem Kochen einige Minuten ohne Fett: Ihr Körper dankt Ihnen die geleistete Vorarbeit durch mehr Aktivität, Wärme und Wohlbehagen. Rohkost-Fans können ihre Nahrung mit etwas Butter kurz (3–4 Minuten) bei mittlerer Hitze in die Pfanne geben. Der Großteil der wertvollen Pflanzenanteile bleibt dabei erhalten. Gleichzeitig unterstützen Sie durch das Erwärmen Ihren Körper bei seiner Arbeit.
Je heißer es draußen ist, um so eher können Sie auch als Yin-Typ eine rohe Obst- oder Salatmahlzeit vertragen. Denn klimatische Hitze verschiebt Ihre Energieverteilung in Richtung Yang-Seite. Viele Menschen in europäischen Breitengraden essen instinktiv – und aufgrund des saisonalen Angebots – im Sommer frisches Obst und im Winter Kompott. Aus Sicht der Fünf-Elemente-Lehre können sie dazu beglückwünscht werden. Ihr Körper weist den Weg, und sie verstehen es, ihm zu folgen.

Ihr Körper leistet Schwerstarbeit, wenn er Rohes um etwa 17 Grad erwärmen muß – kein Wunder, wenn Sie sich danach müde fühlen!

Zerkleinern Sie Ihre Nahrung vor der Zubereitung

Um ein kaum zerteiltes (oder nur wenig gekautes) Stück Gemüse oder Fleisch zu verarbeiten, muß Ihr Körper zunächst eine enorme Anzahl von Hilfsstoffen produzieren: Verdauungssäfte, Enzyme, spezielle chemische Verbindungen wie Insulin machen sich an die Arbeit und zerkleinern die Nahrungsbrocken. Wunderbar, daß unser Körper all dies leisten kann – aber Leistung kostet Energie. Der Verzehr von kaum zerkleinerter Nahrung führt wegen des hohen Energieaufwands zu Müdigkeit und Erschöpfung. Helfen Sie Ihrem Körper, indem Sie Gemüse in Stifte oder Scheiben schneiden und es danach kurz andünsten, bevor Sie es verzehren.

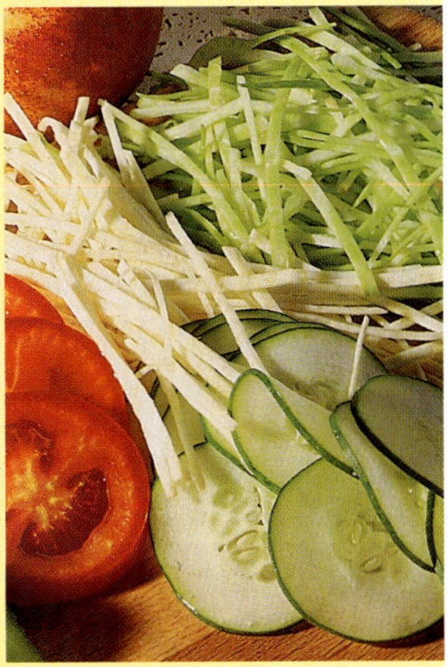

Schneiden Sie Gemüse vor dem Verzehr in Stifte oder Scheiben.

Trinken Sie regelmäßig eine Tasse heiße Brühe

Auch bei uns gilt die heiße Brühe als geeignete Kost für Kranke und Erholungsbedürftige. Aus chinesischer Sicht speichert eine lange gekochte Brühe all die Wärme, die ihr während des Kochens zugeführt wurde. Sie enthält also reichlich Yang-Energie und gleicht damit einen Yin-Überschuß aus.

Trinken Sie reichlich heißes, gekochtes Wasser

Wasser ist des Menschen Lebenselixier. Viele Beschwerden bessern sich allein durch ausreichenden Wassergenuß (z. B. Trockenheit von Haut und Schleimhäuten, Stuhlverstopfung, Müdigkeit, Konzentrationsmangel, Kopfschmerzen). Unser Körper benötigt Wasser dringend für den harmonischen Ablauf der Nervenfunktionen und der Zellentgiftung. Gemeint ist hierbei das frische, reine Quellwasser ohne größere Mineralanteile. Wenn Ihnen dieses nicht zur Verfügung steht, können Sie Leitungswasser abkochen – eine in China alltägliche Gewohnheit. Nach etwa 15 Minuten bildet sich auf dem Topfboden ein weißes Pulver: die ausgefällten Kalziumverbindungen. Das Wasser schmeckt jetzt süß, es belebt und wärmt.

Yin-Typen sollten das gekochte Wasser über den Tag verteilt heiß aus der Thermoskanne trinken. Alle anderen können es auch abgekühlt genießen. Als Yin-Typ profitieren Sie spürbar von heißem, gekochtem Wasser: Sie empfinden, wenn Sie es regelmäßig trinken, angenehme körperliche Wärme, können sich besser konzentrieren und fühlen sich insgesamt fit. Müdigkeit und Erschöpfung verschwinden. Da das Wasser die Zirkulation der Lebenskraft Qi unterstützt, regt es Ihren Organismus auch zur Ausscheidung von eingelagerter Gewebeflüssigkeit an.

Für eine gute Flüssigkeitsversorgung Ihres Körpers sollten Sie zwei bis drei Liter Wasser täglich zu sich nehmen. Ausnahmen hiervon gelten lediglich für schwer Nierenkranke, die den Empfehlungen ihres Arztes folgen sollten. Vorsichtig sollten Sie jedoch mit Kaffee, Tee und Alkohol sein, denn diese Genußmittel regen den Harnfluß an und wirken daher auf den Körper austrocknend, statt ihn zu nähren!

TIP

Eine sehr ökonomische Form des Brühekochens zeigen uns die Spitzenköche: In ihrer Küche wandern alle gesäuberten Gemüseschalen, alle ausgelösten Knochen, Sehnen oder Gräten in den sogenannten Fond. Zusammen mit Wasser köcheln diese »Küchenreste« über Stunden bei mittlerer Temperatur vor sich hin. Die so entstandene Brühe schenkt dem Organismus wertvolle Yang-Energie. Die Köche nutzen sie auch als Soßengrundlage.

Wasser 15 min. kochen

2-3 l Wasser

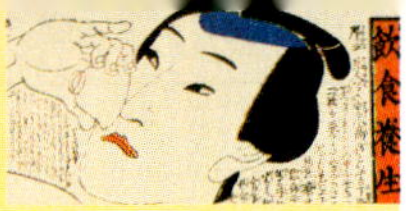

Yangisieren Sie Ihren Speiseplan

Als Yin-Typ stärken Sie Ihre Gesundheit, indem Sie Yang-betonte Nahrung zu sich nehmen. Bitte überprüfen Sie anhand der Tests im zweiten Kapitel, welches Ihrer Elemente einen Energiemangel aufweist. Wählen Sie für dieses Element Nahrung der Yang-Seite: warm und (ein wenig) heiß. Essen Sie, soviel Sie möchten, aus der mittleren, neutralen Spalte, und vermeiden Sie weitgehend Lebensmittel der Yin-Seite: kühl und kalt. (Das beigefügte Poster erleichtert Ihnen die Auswahl.)

Falls Sie dennoch gerne Lebensmittel der Yin-Seite essen möchten, können Sie diese yangisieren: Alles, was der Nahrung Feuchtigkeit entzieht und Hitze zuführt – Eindampfen oder Trocknen bzw. Anbraten, Dünsten, Kochen, Grillen –, ist hierzu geeignet.

Gelüste nach kühlenden Getränken weisen auf einen Yang-Typ hin.

Gesundheitstips für den Yang-Typ

Als Yang-Typ

- ist es Ihnen rasch zu heiß,
- bevorzugen Sie kühle Klimazonen und die kühleren Jahreszeiten,
- lieben Sie frische und kühle Speisen und erfrischende Getränke,
- stauen sich Ihre heftigen Gefühle manchmal so, daß Sie sich körperlich belastet fühlen.

Ihren Yang-Überschuß können Sie innerhalb kurzer Zeit durch Yin-betonte Speisen ins Gleichgewicht bringen. Und so wird's gemacht:

Achten Sie auf Flüssigkeit in Ihrem Speiseplan

Ihre gekochten Speisen sollten flüssige Anteile enthalten und so kurz wie möglich auf dem Herd stehen. Obst und Gemüse enthält viel natürliche Feuchtigkeit, die bei kurzen Garzeiten erhalten bleibt. Trockene Nahrungsbestandteile können durch den Zusatz von Saft oder Wasser mehr Yin-Energie spenden. Eintopfgerichte mit kurzen Garzeiten fördern das Yin und dämpfen das Yang. Und einige kurz gedünstete, noch knackige Gemüsestückchen machen die Komposition erfrischend.

Lieber Fisch als Fleisch

Fleischkonsum spendet heiße Yang-Energie. Als Yang-Typ sollten Sie sich daher statt für Rind-, Schweine- oder anderes Fleisch öfter für ein Stück Fisch als Eiweißlieferant entscheiden. Wenn Sie den Fisch in etwas Flüssigkeit (zum Beispiel Fischfond) dünsten, bringen Sie darüber hinaus Yin-Anteile hinzu. Gegrillte und scharf gebratene Speisen sollten Sie selten wählen und mit genügend flüssigen, erfrischenden Beigaben kombinieren. Ein wenig kühlendes Obst (etwa Melonen) oder eine Schüssel frischer Saisonsalat ergänzen den Yang-Gehalt auf Ihrem Teller mit dem nötigen Yin-Anteil. Oder mögen Sie ein fruchtig-erfrischendes Sorbet als Zwischengang, vielleicht in Kombination mit kühlenden Kräutern, wie einem Blatt frischer Minze? Auch damit sorgen Sie für genügend Yin.

Nutzen Sie Kräuter und Gewürze als Balance-Helfer

Kühlende Gewürze, wie beispielsweise die Minze, können »heiße« Lebensmittel »abkühlen«. Schärfe verteilt die Energien und löst Blockierungen im Organismus. Fühlen Sie in sich also einen Hitzestau, so kann ein wenig Schärfe Zerstreuung und Entspannung bewirken. Eine kühlende Zutat aus dem Kräutergarten (siehe Nahrungstabelle am Schluß des Buches und beiliegendes Poster) bewirkt Ausgleich und Wohlbehagen.

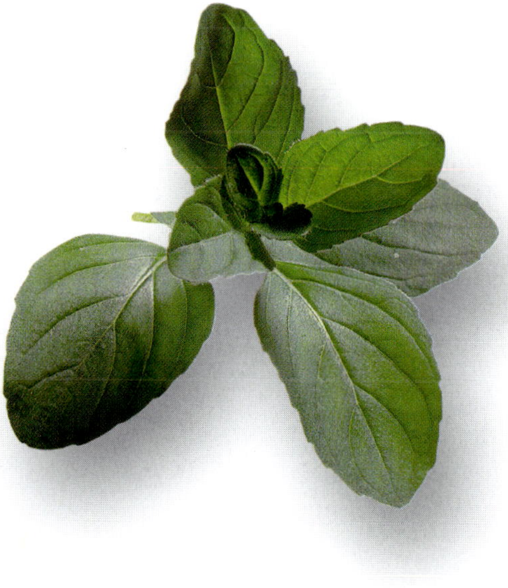

TIP

Merkzettel für Ihre Küche:

Yin-Typ:

- **lange Kochzeiten**
- **gekochte Nahrung**
- **zerkleinerte Nahrung**
- **heiße Brühe, heißes Wasser**

Yang-Typ:

- **kurze Garzeiten**
- **viel Flüssigkeit**
- **rohes Obst und Gemüse**
- **öfter Fisch**
- **kühlende Kräuter/Gewürze**
- **wenig Genußmittel**

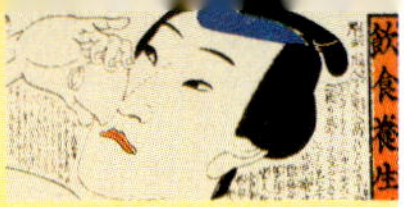

Seien Sie zurückhaltend bei Genußmitteln

Leider gehören alle Genußmittel (Kaffee, Tee, Alkohol, Tabak) dem Yang an und wirken austrocknend. Als Yang-Typ sollten Sie die Menge dieser Genußmittel reduzieren und außerdem genügend frisches Wasser zu sich nehmen (beziehungsweise gekochtes Wasser, siehe »Gesundheitstips für den Yin-Typ«, Seite 21). Im Unterschied zum Yin-Typ wird Ihnen das Wasser abgekühlt, ja vielleicht sogar gekühlt gut bekommen.

Trockene, leichte Weißweine haben nur einen geringen Alkoholgehalt und wirken kühlend. Sie zerstreuen darüber hinaus blockierte Energie im Organismus und helfen, Stauungen zu lösen. Als Ergänzung zu Ihrem Speiseplan balancieren sie Ihr Yang aus. Je nach Geschlecht, Konstitution und Körpergewicht ist der menschliche Körper unterschiedlich gut in der Lage, Alkohol abzubauen. Die durchschnittliche Empfehlung für Ihren Tageskonsum an Wein von mittlerem Alkoholgehalt (10 Volumenprozent) liegt bei etwa 0,4 Litern für Männer und 0,3 Litern für Frauen. Bitte achten Sie auch auf Ihr Körpergefühl, das Ihnen vermittelt, welche Alkoholmenge Sie vertragen.

Jede Tasse Kaffee oder schwarzer Tee und jedes Glas Bier oder Wein müssen zusätzlich mit der doppelten Menge Wasser ausgeglichen werden, um einer Austrocknung entgegenzuwirken!

Yinisieren Sie Ihren Speiseplan

Als Yang-Typ brauchen Sie Yin-betonte Nahrung, um ins Gleichgewicht zu kommen. Bitte überprüfen Sie anhand der Tests im zweiten Kapitel, welches Ihrer Elemente Energieüberschuß bzw. Energieblockierung zeigt, und wählen Sie für dieses Element Nahrung der Yin-Seite: kühl und kalt. Essen Sie, soviel Sie möchten, aus der mittleren, neutralen Spalte, und vermeiden Sie weitgehend Lebensmittel der Yang-Seite: warm und heiß. Wünschen Sie sich dennoch Lebensmittel der Yang-Seite, sollten Sie diese yinisieren: Alles, was die Nahrung befeuchtet und kühlt – kurzes Dünsten und Kochen bei milder Hitze, Zufügen von Flüssigkeit durch Säfte oder Soßen –, bringt Sie ins Gleichgewicht.

In südlicheren, wärmeren Ländern werden viele Gerichte, die bei uns heiß gegessen würden, lauwarm serviert. So wird das klimatisch vorherrschende Yang durch die Mahlzeit etwas reduziert. Als Yang-Typ können Sie Ihre Speise vor dem Verzehr ruhig ein wenig abkühlen lassen.

Die Fünf Elemente – das lebendige Modell einer vernetzten Welt

Holz, Feuer, Erde, Metall und Wasser – alle Erscheinungsformen unserer Welt bilden eine Komposition aus fünf spezifischen Qualitäten. Bereits vor Jahrtausenden versuchten die Weisen des alten China, die wahrnehmbare Welt in einem Modell zu beschreiben. Jedes Element bildet darin eine »Schublade«, in der Lebewesen, Dinge und Erscheinungen der sichtbaren Welt mit den Eigenschaften des jeweiligen Elementes ihren Platz haben (lesen Sie dazu die Tabelle auf Seite 29). Die Elemente beeinflussen sich gegenseitig und sind in einem immerwährenden Wechselspiel miteinander verbunden.

Auch Entwicklung und Wachstum spiegelt das Fünf-Elemente-Modell. Ob in der Politik, in der Entwicklungsgeschichte des Menschen, bei der Beobachtung von Jahreszeiten, in der Kunst oder in der Heilkunde – in allen Bereichen zeigen sich rhythmische Prozesse, die sich in Intervallen wiederholen. Aus Wiederholungen lernen und Zuordnungen treffen: das ist die Absicht des Fünf-Elemente-Modells.

»Es gibt eine unsichtbare Welt, die die sichtbare durchdringt.«

(Gustav Meyrinck)

木 火 土 金 水

»Oben wie unten«, »innen wie außen« – Ähnlichkeiten und Analogien beschreiben den Menschen als Teil des kosmischen Ganzen. Die Wechselwirkungen zwischen Mensch und Kosmos spiegeln sich im Zusammenspiel seiner einzelnen Seinsebenen. Alles ist mit allem verbunden, getrennte oder isolierte Betrachtung bedeutet immer eine Täuschung. Diese Grundaussagen des traditionellen Fünf-Elemente-Modells werden durch die systemischen, das heißt vernetzten Blickwinkel modernster Wissenschaften bestätigt.

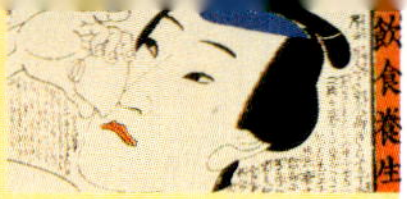

Unser Körper steht auch mit dem Mond in Verbindung: Früher, bevor es künstliches Licht gab, menstruierten die Frauen immer bei Neumond.

Alles steht miteinander in Verbindung

Der Flügelschlag eines Schmetterlings kann eine Gewitterwolke zur Entladung bringen, so erkannten Wissenschaftler der Chaos-Physik. Alle Erscheinungen und Handlungen stehen miteinander in einem Zusammenhang! Unser Körper und auch die Seele reagieren etwa auf Wetterumschwünge, Mondwechsel, ja sogar auf ein Erdbeben am anderen Ende der Welt. Und auch innerhalb unseres Körpers sind dementsprechend alle Ebenen miteinander verbunden.
Bin ich niedergeschlagen, weil ich schon so lange krank bin? Oder wurde – und bin – ich krank, weil ich eine gedrückte Grundstimmung habe und mir allgemein die Lebensfreude fehlt? Diese typisch westliche Frage nach der Ursache wird in der chinesischen Philosophie nicht gestellt.
Anschaulich betrachten die Chinesen statt dessen die Gleichzeitigkeit verschiedener Erscheinungen und ordnen diese einander zu. Eine unharmonische Energie im Metallelement äußert sich beispielsweise durch Trauer und Depression. Ein Seufzer weist auf das zum Metallelement gehörende Organ, die Lunge, hin: Die Atmung ist angespannt, das Loslassen fällt körperlich wie auch seelisch schwer.

Der ganz besondere Speiseplan

Diese Sicht des Lebens beobachtet Kräfteverhältnisse und deren Beziehungen untereinander. Leben ist Energie, und lebendige Prozesse stellen dynamische Gleichgewichtsverhältnisse her. Das energetische Denkmodell der Ernährung fragt nicht nach Kalorien oder Nahrungsbestandteilen wie Spurenelementen, Fetten, Kohlenhydraten oder Eiweißbausteinen. Einzig und allein die Wirkung einer Speise interessiert: Fühle ich mich warm und gestärkt nach der Mahlzeit, oder »hänge ich schlapp in den Seilen«? Der Fünf-Elemente-Speiseplan macht es Ihnen besonders einfach, Ihre Energie ins Gleichgewicht zu bringen. Das Messen, Wiegen und Zählen von Mengen, das mühsame Berechnen von Kalorien gehört der Vergangenheit an – einzig die Thermik, die passende Energie für Ihren Körper ist ausschlaggebend. Stimmt Ihre Körperenergie, so war auch die Nahrungszusammensetzung ausgewogen.

Zentrale Frage

Der Fütterungs- und der Kontrollzyklus

Alle Fünf Elemente sind in einem immerwährenden Kreislauf miteinander verbunden. Dabei speist jedes Element in diesem Zyklus das ihm im Uhrzeigersinn nachfolgende (das Holzelement füttert das Feuerelement, dieses das Erdelement und so weiter). Gleichzeitig kontrollieren sich die Elemente gegenseitig.
Dieses System sorgt dafür, daß alle Elemente ihren angemessenen Raum erhalten, so wie die Mitglieder einer harmonischen Gemeinschaft: verbunden in gleichmäßigem Geben und Nehmen, immer im Fluß und in fürsorglicher gegenseitiger Kontrolle oder Grenzsetzung.

Jedes der Fünf Elemente hat im Zyklus-System seinen Platz und seine Aufgabe.

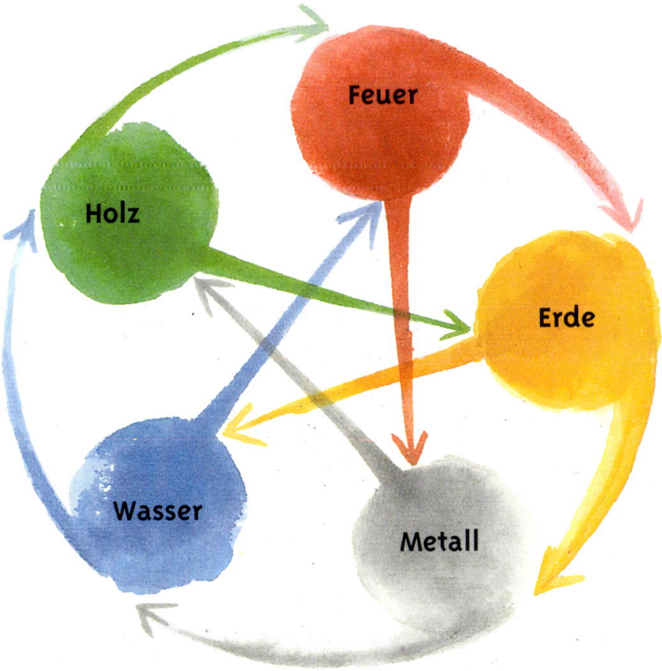

Die Fünf Elemente »füttern« und kontrollieren sich gegenseitig und sorgen für ein gesundes Gleichgewicht.

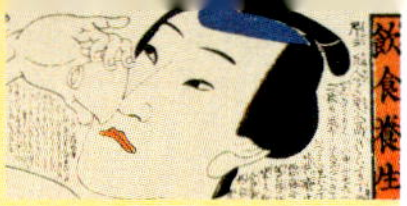

Leidet aber ein Element an Energiemangel, so kann es seine Aufgaben nicht erfüllen, und alle anderen Elemente reagieren darauf. Besitzt beispielsweise das Metallelement zuwenig Energie, leidet auch das Wasserelement bald an Energiemangel, weil es nicht ausreichend »gefüttert« wird. Und gleichzeitig wird sich die Holzenergie anstauen, weil das Metallelement diese nicht mehr genügend zügeln kann.
Alle Lebensmittel lassen sich anhand ihres Geschmacks einem Element zuordnen. Unser Speiseplan hat die Aufgabe, jedes Element mit ausreichender Energie zu versorgen. Mit Hilfe der Nahrungsmittel-Thermik läßt sich auch ein Energiemangel oder Energiestau beeinflussen.
Das Element im Energiemangel erhält dementsprechend besonders wärmende Nahrung; ein Element mit Energieüberschuß oder -stau benötigt hingegen Erfrischung oder Kühlung durch den Speiseplan.

Mit der »Mutter-Kind-Regel« beschreibt die TCM den Energiefluß: So wie eine Mutter ihrem Kind gern und freiwillig gibt, »füttert« jedes Element das nachfolgende. Der Energiefluß läßt sich über die Fünf-Elemente-Ernährung zielgerichtet beeinflussen: Ein schwaches Element wird durch Stärkung seiner »Mutter« (des vorausgehenden Elementes) zusätzlich gestützt, und ein zu starkes Element wird durch die Beruhigung des »Kindes« (des nachfolgenden Elementes) reguliert.

Die Fünf Elemente und ihre Entsprechungen

Qi, die Lebenskraft, sowie Yin und Yang, die polaren Kräfte, gestalten im Zyklus der Fünf Elemente das ewige Spiel sich beeinflussender Energien. Jedes Element füttert das ihm im Uhrzeigersinn nachfolgende. Und weil zu jedem Element auch ein Körperbereich und eine Gefühlsqualität gehören, wird dadurch die Einheit von Körper und Seele auf optimale Art gefüttert: Mit jedem Element, das Sie Ihrer Speise hinzufügen, wird Ihre Energie auf allen Seinsebenen unterstützt. Jedes Element kontrolliert auch das jeweils übernächste in dem rechtsdrehenden Kreis.
Alle Lebensmittel lassen sich über ihren Geschmack einem Element zuordnen. Außerdem erfahren wir die wärmende oder kühlende Wirkung eines Lebensmittels in unserem Körper. Nahrung spendet Energie, und über die Energiestufe eines Lebensmittels läßt sich die körperliche Energie beeinflussen. Körperbereiche mit Energiemangel erhalten wärmende Nahrung; Körperbereiche mit Energieüberschuß oder -stau benötigen Erfrischung oder Kühlung. Die spezifische Energie, die ein Lebensmittel uns schenkt, wird als Thermik bezeichnet. Eine Einteilung der Lebensmittel nach Elementen (= Geschmack) und Thermik (= Wärme- bzw. Energiestufe) finden Sie am Schluß des Buches.

Jedem Element sind verschiedene Aspekte der wahrnehmbaren Welt zugeordnet. Das Fünf-Elemente-Modell heißt deshalb auch Entsprechungssystem. Jedem Element entsprechen zum Beispiel

- ein Organpaar aus Hohlorgan und Speicherorgan mit den dazugehörigen Funktionen,
- ein Sinnesorgan, der sogenannte »Öffner« dieses Elementes,
- ein Körpergewebe,
- ein Gefühlszustand,
- eine Tugend,
- eine Jahreszeit,
- eine Klimaqualität,
- eine Farbe,
- eine Geschmacksqualität,
- eine Geruchsempfindung.

!

Jedem Element ist auch eine Farbe zugeordnet, der jeweils eine bestimmte Schwingungsfrequenz entspricht. Als traditionell verwurzelte Entsprechung erinnert die Farbe jeweils an alle analogen Verknüpfungen des Fünf-Elemente-Modells.

Wichtige Zuordnungen der Fünf Elemente

	Holz	Feuer	Erde	Metall	Wasser
Organpaar	Leber/ Gallenblase	Herz/ Dünndarm	Milz/ Pankreas	Lunge/ Dickdarm	Niere/ Blase
Geschmack	sauer	bitter	süß	scharf	salzig
Sinnesorgan (»Öffner«)	Auge	Zunge	Mund	Nase	Ohr
Jahreszeit	Frühling	Sommer	Erntezeit Spätsommer	Herbst	Winter
Klima	Wind	Hitze	Feuchtigkeit	Trockenheit	Kälte
Emotion	Wut	Freude	Sorgen	Trauer	Angst
Gewebe	Muskeln	Blutgefäße	Bindegewebe	Haut	Knochen
Farbe	blau-grün	rot	gelb	weiß/hellgrau	blau/schwarz
Geruch	ranzig	verbrannt	duftend	nach Fisch	faulig
Himmelsrichtung	Osten	Süden	Mitte	Westen	Norden
Tugend	Güte	Sittlichkeit	Vertrauen	Redlichkeit	Weisheit
Gefühlsäußerung	schreien	lachen	singen	weinen	stöhnen

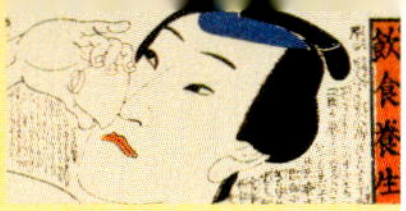

Die Lebensmittel

Aufgrund ihres Geschmacks lassen sich auch alle Lebensmittel einem bestimmten Element zuordnen. Da jedoch Geschmack eine sehr persönliche Sache ist, gibt es gelegentlich auch unterschiedliche Zuordnungen desselben Nahrungsmittels. Das Huhn zum Beispiel taucht bei manchen Autoren im Metallelement auf, andere ordnen es dem Holzelement zu. Tiere und Pflanzen haben einen unterschiedlichen Geschmack, je nachdem, unter welchen Bedingungen sie gewachsen sind. Ein freilaufendes Huhn kann durch seinen Bewegungsspielraum Milchsäure im Muskel abbauen, eines aus der »Hühnerbox« bekommt durch den Bewegungsmangel einen Stoffwechselstau und wird buchstäblich »sauer« (= Holzelement).

Das jedem Element zugeordnete Organpaar wird in seinen Funktionen von der geschmacklich passenden Speise unterstützt. Jedes Lebensmittel füttert – seinem Geschmack entsprechend – ein Organ mit Energie. In der Reihenfolge des Zyklus füttern sich dann alle Organe gegenseitig.

Geschmack ist auch subjektiv

Auch die Konstitution dessen, der die Nahrung zu sich nimmt, beeinflußt die Klassifizierung nach Geschmacksrichtungen. Energiemangel im Wasserelement einer Person führt zu stärkerem Salzverlangen, und eine durchschnittlich gesalzene Speise erscheint ihr dann vielleicht fade, während sie für Menschen mit ausgeglichenem Wasserelement angenehm schmeckt. Deshab sind Sie herzlich eingeladen, Ihre eigene Zunge zu befragen: Ihre persönliche Einschätzung zeigt Ihnen den Weg.

Manche Lebensmittel weisen zwei oder drei Geschmacksqualitäten zugleich auf. Rucola (Ölrauke) beispielsweise enthält eine leicht säuerliche und eine bittere Komponente. Diese Lebensmittel können in verschiedenen Elementen eingesetzt werden (siehe »Kochen Sie im Zyklus«, Seite 41). Sie eignen sich auch als »Brücke« zwischen zwei Elementen. So kann der Rucola zugegeben werden, wenn schon alle übrigen Zutaten des Holzelementes in den Topf gewandert sind und sich nun das Feuerelement anschließen soll.

Organe und Elemente

In der chinesischen Tradition spricht man entweder von Elementen oder von Organen oder Funktionskreisen. Dabei ist der Begriff »Organ« sehr viel komplexer zu verstehen als in unserem westlich anatomischen Denken. Taucht im

Gespräch ein Organ, ein Funktionskreis oder ein Element auf, so assoziiert der chinesische Mediziner alle Entsprechungen des Fünf-Elemente-Modells damit: Sinnesorgan, Gewebe, Jahreszeit, Geschmacksqualität, Farbe und so weiter. Wenn man von der Leber spricht, kann also durchaus auch der Frühling, die der Leber entsprechende Jahreszeit, gemeint sein. Alle Zuordnungen werden assoziativ durch Beobachtung gewonnen.

Jedem Element ist neben einem Organ-Funktionskreis (z. B. Leber-Funktionskreis im Holzelement) ein Sinnesorgan zugeordnet. Dieses Sinnesorgan »öffnet« den körperlich-seelischen Bereich des Elementes und verbindet diesen Teil des Menschen mit seiner Umwelt. Das Auge öffnet das Holzelement, das Ohr das Wasserelement usw. (siehe Tabelle Seite 29). Dementsprechend verweisen häufige Augenerkrankungen auf ein energetisches Ungleichgewicht im Holzelement, häufige Ohrenerkrankungen auf ein Ungleichgewicht im Wasserelement usw.

Das jedem Element zugeordnete Körpergewebe wird wiederum durch die Organe (im Sinne der TCM) mit Energie versorgt. So kommt die Nahrungsenergie zuerst in die Organpaare und anschließend in die entsprechenden Körpergewebe. Ein Beispiel: Saure Lebensmittel versorgen die Leber und die Gallenblase, und diese füttern wiederum die Muskeln und Sehnen. Auch hier läßt sich wieder die umgekehrte Überlegung anstellen: Leiden Sie an Muskelverspannung oder schmerzenden Sehnenansätzen (= Energiestau im Holzelement), dann lohnt es sich, das Holzelement in Ihrem täglichen Speiseplan besonders zu berücksichtigen.

Organe und Gefühle

Nach traditionell chinesischer Sicht erzeugen die Organe beziehungsweise die Funktionskreise die Emotionen. Organ und zugehörige Gefühlsqualität werden als untrennbare Einheit gesehen: Ist die Leber angespannt, so ist der Mensch »sauer«, reizbar; und ist die Lunge angegriffen, so entsteht Trauer. Anhaltende Trauer wiederum kann die Lunge schädigen. Und der saure Geschmack entspannt gleichzeitig die Leber und vermindert die Reizbarkeit, der scharfe Geschmack »tröstet die trauernde Lunge«.

Die fünf »Öffner« (= Sinnesorgane) und die fünf Gewebe des menschlichen Organismus veranschaulichen bildlich die Dynamik des jeweiligen Elementes:

- **Holz – Spannkraft, Flexibilität, Bewegung**
- **Feuer – Kommunikation, Ausstrahlung, Persönlichkeit**
- **Erde – Kontakt, Auseinandersetzung, Integration**
- **Metall – Wittern, Spüren, Austauschen**
- **Wasser – Halt, Vertrauen, Lauschen**

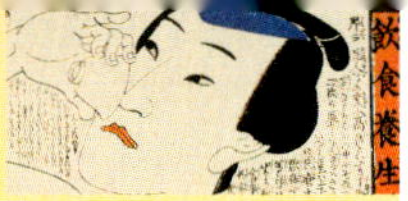

Das Leben als Zyklus

Frühling, Sommer, Ernte, Herbst und Winter – so wie die Jahreszeiten in einem ewig fließenden Reigen Wachstum entstehen lassen, so durchlaufen auch wir Menschen im Laufe unseres Lebens Phasen der Geburt, des Wachstums, der Reife, des Rückzugs und der Stille. Auf dem Weg zu mehr Reife durchwandern wir mehrere Zyklen des Werdens und Vergehens, der Neuorientierung und der Transformation.
Nutzen wir die Zyklen des Lebens, so wachsen wir Kreis um Kreis zu mehr Komplexität, Reife und Klarheit, so ähnlich wie ein guter Wein, der sich erst mit den Jahren vollkommen entfaltet. Hermann Hesse beschrieb diese Kreise im Gedicht als Lebensstufen:

Wie jede Blüte welkt und jede Jugend
Dem Alter weicht, blüht jede Lebensstufe,
Blüht jede Weisheit auch und jede Tugend
Zu ihrer Zeit und darf nicht ewig dauern.
Es muß das Herz bei jedem Lebensrufe
Bereit zum Abschied sein und Neubeginne,
Um sich in Tapferkeit und ohne Trauern
In andre, neue Bindungen zu geben.
Und jedem Anfang wohnt ein Zauber inne,
Der uns beschützt und der uns hilft zu leben.

Wir sollen heiter Raum um Raum durchschreiten,
An keinem wie an einer Heimat hängen,
Der Weltgeist will nicht fesseln uns und engen,
Er will uns Stuf´ um Stufe heben, weiten.
Kaum sind wir heimisch einem Lebenskreise
Und traulich eingewohnt, so droht Erschlaffen,
Nur wer bereit zu Aufbruch ist und Reise,
Mag lähmender Gewöhnung sich entraffen.
Es wird vielleicht auch noch die Todesstunde
Uns neuen Räumen jung entgegensenden,
Des Lebens Ruf an uns wird niemals enden ...
Wohlan denn, Herz, nimm Abschied und gesunde!

Hermann Hesse, »Stufen«

**»Ich lebe mein Leben in
wachsenden Ringen,
die sich über die Dinge ziehn.
Ich werde den letzten vielleicht nicht vollbringen,
aber versuchen will ich ihn.**

**Ich kreise um Gott,
den uralten Turm,
und ich kreise jahrhundertelang,
und ich weiß nicht, bin ich
ein Falke, ein Sturm
oder ein großer Gesang.«**

(Rainer Maria Rilke)

Das Alter

Im Gegensatz zur westlichen Kultur genießen in China alte Menschen ein hohes Ansehen. Ihre Reife, ihre Lebenserfahrung, ihr Mut, sich mit dem Leben zu konfrontieren, werden von ihren Mitmenschen hoch geschätzt. Junge Menschen lauschen gerne ihren Erzählungen und orientieren sich an ihren durch das Leben gereiften Werten. Es ist in China ein Kompliment, zu sagen: »Was, Sie sind erst 70 Jahre alt? Sie sehen mindestens wie 80 aus ...« Versuchen Sie einmal, das Leben aus diesem Blickwinkel zu betrachten. Vielleicht entdecken Sie dabei auch ein wenig mehr Sympathie für Ihre älteren Mitmenschen und für Ihre eigene Reifung hin zur »goldenen Essenz« eines erfüllten Lebens.

»Keine Kunst ist's, alt zu werden; es ist Kunst, es zu ertragen.«

(Johann Wolfgang von Goethe)

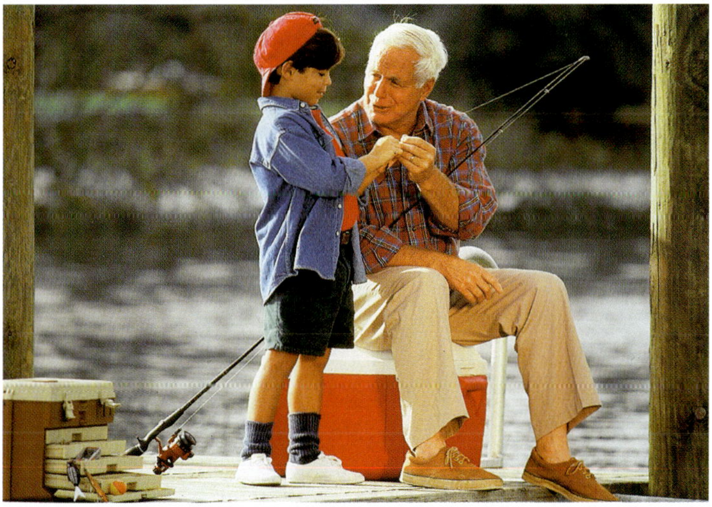

Kinder können von älteren Menschen viel lernen. Und umgekehrt profitieren auch die Senioren vom Kontakt mit jungen Menschen.

Die Elemente und das Klima

»Innen so wie außen« – eingebunden in die Gesetze der Natur stehen wir Menschen zwischen Himmel und Erde. Sowohl körperlich als auch seelisch und mental reagieren wir auf die Rhythmen und äußeren Erscheinungsformen unseres Lebensraumes. Ein veränderter Schlaf bei Vollmond

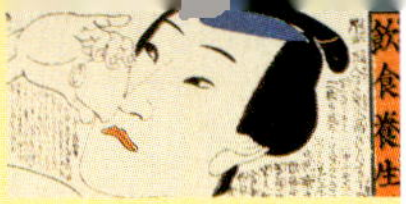

oder auch bei Neumond, die erhöhte Reizbarkeit vor Ausbruch eines Gewitters, die Migräne bei einem Wetterwechsel – Klimafaktoren beeinflussen in hohem Maße unser Wohlbefinden.

Im Fünf-Elemente-Modell sind auch diese Aspekte den einzelnen Elementen zugeordnet: Der Wind gehört zum Holzelement, die Hitze zum Feuer, die Feuchtigkeit zum Erdelement und so weiter (siehe Tabelle Seite 29). Wehen die Frühlingsstürme, so ist die Leber belastet. Eine säuerlich erfrischende Speise kann in dieser Jahreszeit Erkrankungen vorbeugen. Ist der Spätsommer verregnet, so leidet die Milz, und eine trockene, wärmende Mahlzeit bringt die Milz-Energie dann ins Gleichgewicht.

All diese Überlegungen über die Elemente-Entsprechungen erfolgen aufgrund assoziativ und intuitiv erfahrener Entdeckungen. Wie ein Netz aus Beziehungen wird eine Erfahrung der anderen zugeordnet. Unser westliches Verstandesdenken empfindet dies oft als unlogisch; aus chinesischer Sicht ist aber gar keine Logik erforderlich. Analog, bildhaft werden die Verbindungen geknüpft.

Verschiedene Assoziationen

Die systemisch-analogen Verbindungen (das heißt die vernetzten Ähnlichkeiten) des Fünf-Elemente-Modells erlauben eine unendliche Vielfalt weiterer gedanklicher Assoziationen. Wie in einem großen Gebäude sind alle Ebenen miteinander verknüpft. Diagnostisch und therapeutisch können wir von einem Stockwerk ins nächste steigen, die Ebene wechseln oder auf einer Ebene die verschiedenen Räume besuchen.

Alles ist mit allem verbunden: Leidet ein Mensch unter trockener Haut (besonders im Herbst), läßt dies auf ein Ungleichgewicht im Metallelement schließen, und fehlt einem anderen die richtige Lebensfreude, so ist wahrscheinlich sein Feuerelement in Disharmonie. Taucht eine Krankheit besonders im Frühling und vor allem bei Wind auf (zum Beispiel Heuschnupfen), so befindet sich das Holzelement des Betreffenden im Energiestau. Vielleicht liebt der vom Heuschnupfen geplagte Mensch in dieser Zeit instinktiv säuerliche Speisen und ist gereizt, wenn er nicht genug davon bekommt. Möglicherweise versucht er, seine Leber mit einer guten Portion Alkohol zu entspannen, und benötigt am nächsten Morgen den sauren Hering als Katerfrühstück, um wieder Ausgleich zu finden.

»Frostige« Naturen, die immer eine Hülle mehr benötigen, fürchten die Erkältung und reagieren so sensibel, daß ihnen leicht etwas »an die Nieren« geht. Angst sitzt ihnen im

Nacken, und der Schreck fährt ihnen in die Knochen. Ein wenig Salz stärkt ihre Nieren und unterstützt ihre empfindsame Lebenskraft.
Sorgen und Grübeleien belasten wiederum die Milz. Das Bindegewebe ist geschwächt, und auch die zwischenmenschlichen Bindungen leiden unter den kreisenden negativen Gedanken. Eine wärmende Mahlzeit aus dem Erdelement stärkt die Milz, beglückt den Bauch und beruhigt dementsprechend auch die Gedanken.
Diese Betrachtungen beziehen sich auf körperlich-seelische Funktionen. Sie lassen ausschließlich Aussagen über Energiegleichgewichte bzw. Energieungleichgewichte zu. Das betreffende Körperorgan ist in der Regel aus medizinischer Sicht gesund. Ein jahrelang bestehendes Energieungleichgewicht in einem Element kann allerdings organische Krankheiten begünstigen. Sollten Sie daher bei der Lektüre dieses Buches ein solches, möglicherweise schon jahrelang bestehendes Ungleichgewicht erkennen, empfehlen wir eine sorgfältige medizinische Untersuchung und die Begleitung durch einen Ernährungsberater der TCM. Besteht das energetische Ungleichgewicht erst seit kürzerer Zeit, so kann es mit Hilfe der Fünf-Elemente-Kost reguliert werden.

Die regulierende Wirkung der Fünf-Elemente-Ernährung kann Gestörtes, aus der Ordnung Geratenes in die Ordnung zurückführen. Ist eine Krankheit entstanden, die Zerstörung bewirkt, unterstützt diese Ernährung alle anderen Therapiebemühungen. Bitte suchen Sie Ihre Ärztin oder Ihren Arzt auf, wenn Sie Anzeichen für eine Erkrankung vermuten.

Vom »guten Geschmack«: Die Fünf Elemente im Einklang

Die fünf Geschmacksqualitäten versorgen jeweils die ihnen zugeordneten Elemente. »Sauer macht lustig« oder »Was bitter dem Mund, ist dem Herzen gesund« – auch in westlichen Kulturen erkannten aufmerksame Menschen die Zusammenhänge zwischen Geschmack und Gesundheit und »verewigten« sie in Sprichwörtern und Redensarten. In China heißt es:

Sauer reist zur Leber,
Bitter reist zum Herzen,
Süß reist zur Milz,
Scharf reist zur Lunge,
Salzig reist zu den Nieren.
Und dies bezeichnet man als die Fünf Eingangswege.

»Su Wen«, Kap. 23

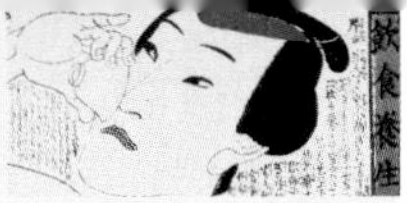

Aus traditionell chinesischer Sicht stärkt und harmonisiert jedes Lebensmittel ein bestimmtes Element (siehe das beiliegende Poster). Entsprechend seinem Geschmack führt es »seinem« Element Energie zu, und entsprechend seiner Thermik (= Ausmaß an Yin/Kälte oder Yang/Hitze, das vom Lebensmittel im Körper erzeugt wird) kühlt oder wärmt es das jeweilige Element und damit auch alle zu diesem Element gehörenden Organe.
Sind Ihre Nieren schwach? Dann regulieren Sie mit den entsprechenden Nahrungsmitteln Ihr Wasserelement! Fühlt sich Ihre Gallenblase gestaut an? Über beruhigende (kühlende) Speisen aus dem Holzelement führen Sie sie innerhalb weniger Wochen ins Gleichgewicht.
Richtig eingesetzt, heilt die Nahrung also unsere energetischen Ungleichgewichte und stimuliert damit unsere Lebenskraft.

Beachten Sie bitte auch die »Mutter-Kind-Regel«: Um die Gallenblase (= Holzelement) zu beruhigen, sollten Sie auch Ihr »Kind«, das nachfolgende Feuerelement, beruhigen. Um Ihre Nieren (= Wasserelement) zu stärken, sollten Sie die »Mutter« des Wasserelementes, das Metallelement, stärken.

Schenkt Ihnen Ihre Nahrung die richtige Energie?

Ob Ihre Nahrung Ihnen eine ausgewogene Energie liefert, können Sie im Anschluß an jede Mahlzeit sofort testen, indem Sie sich folgende Fragen stellen:

- Fühle ich mich jetzt energievoll und zufrieden?
- Spüre ich eine angenehm wohlige Wärme im ganzen Körper?
- Bin ich ausreichend gesättigt, um die nächsten drei bis vier Stunden nicht ans Essen zu denken?

Falls Sie eine – oder auch mehrere – dieser Fragen nach Ihrer Mahlzeit mit »Nein« beantwortet haben, können Sie die Zuführung körperlich-seelischer Energie über die Nahrung noch steigern. In den Abschnitten zu den einzelnen Elementen im zweiten Kapitel finden Sie Testfragen, die Ihnen Aufschluß über die aktuelle Energieverteilung in Ihren Fünf Elementen geben. Bereits nach wenigen Wochen mit einer im Anschluß an die Tests empfohlenen, ausgewogenen Speisenfolge wird sich Ihr Körpergefühl spürbar verbessern.

Die Küche als Kosmos

Kochen im Sinne der Fünf-Elemente-Lehre bedeutet, den Fütterungszyklus bei der Zubereitung der Speisen zu berücksichtigen. In der Folge werden Ihre Mahlzeiten harmonischer und gesünder. Laden Sie den Kosmos in Ihre Küche ein!

Die Fünf Elemente und das Wohlbefinden

Wenn Sie nun Lust bekommen haben, die Küche der Fünf Elemente näher kennenzulernen, werden Sie jetzt wahrscheinlich zwei Aspekte besonders interessieren:

- Welche Speisenauswahl fördert meine individuelle Gesundheit?
- Wie setze ich das Wissen praktisch in der Küche um?

Das zweite Kapitel ermöglicht Ihnen anhand von Tests – Element für Element – eine Einschätzung Ihrer eigenen momentanen Energiesituation. Bitte bedenken Sie, daß alle Fünf Elemente in einem lebendigen Wechselspiel miteinander in Beziehung stehen. Es ist daher sinnvoll, alle Tests nacheinander durchzuarbeiten. Sie erhalten so einen Überblick über die Energieverteilung in Ihren Fünf Elementen zum gegenwärtigen Zeitpunkt.
Manchmal zeigt sich die durch einen harmonisierenden Speiseplan verbesserte Energiesituation bereits nach wenigen Tagen. Nach drei bis vier Wochen sollten Sie in jedem Fall eine verbesserte Gesamtenergie verzeichnen können. (Zur Überprüfung stellen Sie sich einfach die auf Seite 36 genannten Fragen.) Dies zeigt sich dann auch in besseren Testergebnissen.
Sollten Sie auch nach dieser Zeit keine gestärkte Energie empfinden, empfehlen wir Ihnen die Konsultation eines erfahrenen TCM-Therapeuten. Möglicherweise gibt es etwas, was Ihre Regulationskraft einschränkt und andere Therapieansätze benötigt. Die Energien der Fünf-Elemente-Ernährung werden vom Körper als Botschaft verstanden.

Die Fünf Elemente in Ihrem Kochtopf: Steigern Sie Geschmack, Harmonie, Genuß und Nährwerte Ihrer Speisen, und machen Sie Ihre Mahlzeiten zu einer »runden Sache«.

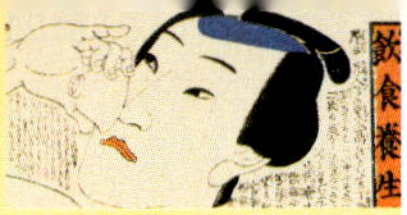

Mit seinem Selbstheilungssystem beginnt der Körper, diese Botschaft umzusetzen und seine Organe ins energetische Gleichgewicht zu bringen. Kranke Zähne, chronische Infekte, Keimfehlverteilungen im Dickdarm (Dysbiose) und toxische (= giftige) Belastungen können die Regulationsfähigkeit des Organismus jedoch so stören, daß auch bei richtiger Ernährung keine Besserung Ihrer Beschwerden eintritt.

Verbessern Sie Ihre Körperwahrnehmung

Um die positiven Wirkungen der Fünf-Elemente-Ernährung zu erkennen, benötigen Sie eventuell ein wenig Zeit und Geduld. Bitte halten Sie öfter einmal ein kleines Zwiegespräch mit Ihrem Körper. Stellen Sie ihm zum Beispiel folgende Fragen: Wie geht´s dir heute? Was wünschst du dir? Hast du Appetit auf etwas Bestimmtes? Welches Organ braucht heute meine besondere Aufmerksamkeit? Wie ist dir die letzte Mahlzeit bekommen? Kannst du mit dieser Nahrungsenergie deine Arbeit optimal leisten? Was kann ich noch verbessern?

Unser Körper gibt uns viele deutliche Botschaften über seine Bedürfnisse. Allerdings tut er es in seiner eigenen Sprache, eben der Körpersprache. Und es ist unsere Aufgabe, diese Sprache verstehen zu lernen, um das gesunde Zusammenspiel aller Organe richtig zu unterstützen. Hier sind ein paar Beispiele für die Sprache unseres Körpers:

- Jede Art von Schmerz kann auf einen Energiestau hindeuten.
- Kälte weist auf einen Energiemangel hin.
- Hitze bedeutet einen Energieüberschuß.
- Flüssigkeitseinlagerungen (zum Beispiel schwere Beine) sind ein Zeichen für einen gestauten, behinderten Qi-Fluß.
- Müdigkeit und Erschöpfung weisen auf einen allgemeinen Energiemangel hin.

Schritt für Schritt werden Sie Ihren Körper besser kennenlernen und seine Signale verstehen können. Und es gibt eine ganz einfache Regel für das Gefühl des optimalen Gleichgewichtes: Wenn Sie sich frisch und froh fühlen, wenn Sie glücklich sind und mit sich selbst und Ihren Mit-

!

Ihr Körper ist ein Wunder an Präzision, Funktionstüchtigkeit und Flexibilität. Täglich dient er Ihnen und verzeiht durch seine angeborene Regulationsfähigkeit auch viele Fehler wie Hektik, Schlafmangel, Überarbeitung und Fehlernährung. Bedanken Sie sich ab und zu für diese Leistung, und fragen Sie in liebevoller Aufmerksamkeit, welche Nahrung und welches Verhalten Ihr Körper sich von Ihnen wünscht.

Reaktionen des Körpers und die Bedeutung

menschen in warmherzigem, erfreulichem Austausch stehen, dann befinden Sie sich im Ausgleich von Yin und Yang, dann »stimmt« Ihre Energie. Alle Abweichungen von diesem Zustand benötigen Ihre liebevolle Aufmerksamkeit in eigener Sache. Mit der Ernährung nach den Fünf Elementen und der Berücksichtigung von Tips und Hinweisen zu den komplexen Beziehungen jedes Elementes (siehe drittes Kapitel) besitzen Sie die nötigen Werkzeuge, um dieses Lebensglück zu entwickeln.
Im folgenden erfahren Sie Schritt für Schritt, wie Sie die Fünf-Elemente-Ernährung praktisch in Ihren Alltag integrieren können.

Markieren Sie die Lebensmittel

Beginnen Sie zunächst mit einer Sichtung Ihrer Nahrungsmittel- und Gewürzvorräte: Markieren Sie jedes Glas und jeden Behälter mit einem farbigen Klebepunkt entsprechend seiner Elemente-Zuordnung:

- Grün für Holz,
- Rot für Feuer,
- Ockergelb für Erde,
- Weiß für Metall,
- Schwarz für Wasser.

(Orientieren Sie sich für die Einordnung bitte an dem diesem Buch beigelegten Poster.) So ersparen Sie sich während des Kochens das Suchen, wenn Sie ein bestimmtes Element als Zutat brauchen.

Berücksichtigen Sie jedes Element im Speiseplan

Auch wenn Ihre Gesundheit in einem bestimmten Element besonders Yin- oder Yang-betonte Nahrung erfordert, sollten Sie immer, das heißt wirklich bei jeder Mahlzeit, jedes der Fünf Elemente mit ausreichend Energie versorgen. Die Basis Ihres Speiseplans stellen die energieneutralen Lebensmittel aller Fünf Elemente dar. Zusätzliche wärmende oder kühlende Akzente gewinnen Sie durch Verwendung heißer und warmer beziehungsweise kühler oder kalter Lebensmittel.

»Eure Nahrungsmittel sollen Heilmittel, und Eure Heilmittel sollen Nahrungsmittel sein.«

(Hippokrates)

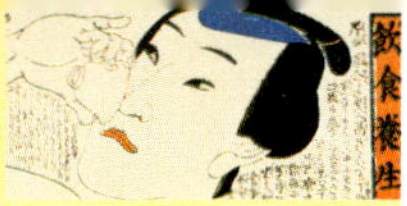

Entsprechend Ihrer Yin/Yang-Konstitution (machen Sie dazu bitte den Test auf Seite 18) können Sie durch Yinisieren und Yangisieren der Nahrung (lesen Sie dazu auf den Seiten 22 und 24 die Tips für den Yin- beziehungsweise Yang-Typ) einen zusätzlichen Energieausgleich schaffen.

Bei der Integration der Fünf-Elemente-Ernährung in Ihre Küche und in Ihr Leben kann Ihnen ein chinesisches Sprichwort helfen: »Auch ein Weg mit 10 000 Meilen beginnt mit einem Schritt.« Erlauben Sie sich, diese spannende Philosophie schrittweise kennenzulernen. Schon die Berücksichtigung von Yin- und Yang-betonter Nahrung wird Ihnen spürbar wohl tun. Wenn Sie dann auch die Energie der einzelnen Elemente unterstützen, steigern Sie diese Wirkung – im eigenen Rhythmus sammeln Sie neue, aufregende Erfahrungen.

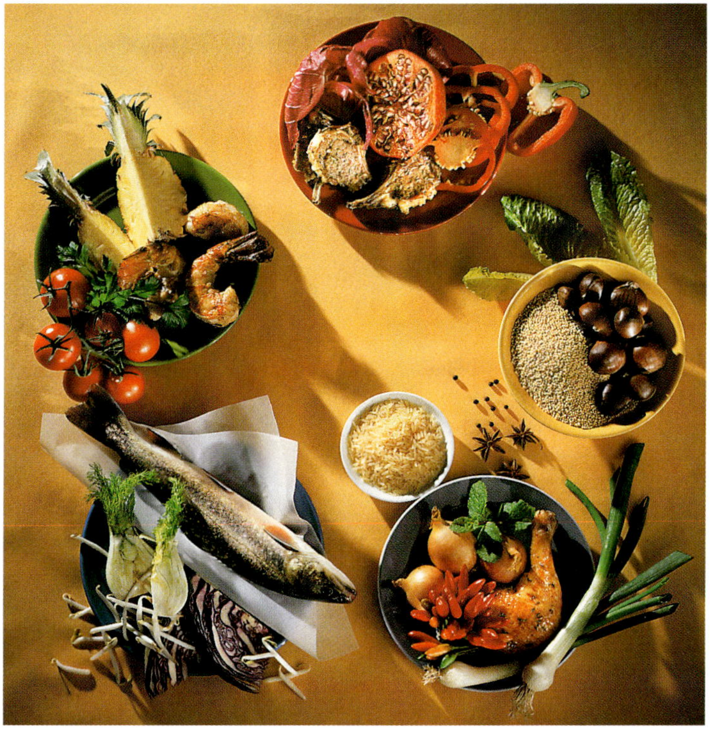

Lebensmittel im Elementekreis: unten rechts Metallelement, dann folgen im Uhrzeigersinn Wasser, Holz, Feuer und Erde.

Setzen Sie Yin- und Yang-Akzente

Wenn Sie bei einer Mahlzeit mehrere Gäste bewirten möchten, können Sie mit einigen kleinen Tricks und Zutaten den Yin- oder Yang-Gehalt der Nahrung individuell typgerecht variieren.

- Bieten Sie jedem Gast reichlich neutrale Lebensmittel aus jedem Element als Basis an.

- Fügen Sie Yin- bzw. Yang-spendende Kräuter und Gewürze hinzu, entsprechend dem individuellen Bedürfnis.
- Servieren Sie Salat und Gemüse warm für den Yin-Typ und knackig frisch für den Yang-Typ.
- Bieten Sie dem Yin-Typ weniger und dem Yang-Typ mehr Flüssigkeit in der Speise an.
- Servieren Sie dem Yin-Typ eine Tasse Brühe zum Abschluß des Mahls und dem Yang-Typ ein erfrischendes Sorbet oder eine Tasse gekühlten Pfefferminztee.

Kochen Sie im Zyklus

Im Modell der Fünf Elemente soll jedes Element (= Organ) mit ausreichend Energie versorgt werden. Dies ermöglicht ein optimales Zusammenspiel aller Kräfte von Körper, Seele und Geist. Jedes Element füttert das im Uhrzeigersinn nachfolgende. Die Reihenfolge der Elemente im Zyklus entspricht dem rhythmischen Ablauf lebendiger Prozesse. So wie die Jahreszeiten aufeinander folgen, so wie die menschlichen Entwicklungsstufen sich ablösen, so kreist die Qi-Energie nacheinander durch alle Elemente.
Während des Kochvorgangs schließen Sie sich diesem immerwährenden Kreislauf an: In der Reihenfolge der Elemente im Zyklus geben Sie ein Lebensmittel nach dem anderen in die Speise. Sie können in jedem Element mit dem Kochvorgang beginnen, und anschließend berücksichtigen Sie bitte die zyklische Reihenfolge:

Holz – Feuer – Erde – Metall – Wasser – Holz ...

Praktische Tips

In jedem Element können Sie so viele einzelne Zutaten dazugeben, wie Sie möchten. Sie können auch in jedem beliebigen Element des Zyklus den Kochvorgang beenden. Das zuletzt versorgte Element (= Organ) spendet dem Körper laut traditioneller Lehre immer eine besondere Kraft. Wenn Sie also zum Beispiel Ihren Nieren (= Wasserelement) etwas Gutes tun wollen, dann beenden Sie Ihren Kochvorgang mit einer Zutat aus dem Wasserelement (zum Beispiel einer Prise Salz).
Wenn Sie einmal eine Zutat, sprich ein Element vergessen

!

Auch in der traditionellen Küche europäischer Länder gibt es manche Tips, die die Speise ausgewogener machen und an die Fünf-Elemente-Philosophie erinnern. Knoblauch oder Kümmel zu den Kartoffeln, eine Prise gehackte Petersilie zum Schluß auf das Gericht ...
Fragen Sie doch mal ältere Menschen, welche besonderen Küchengeheimnisse sie kennen.

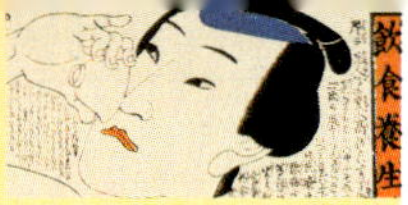

haben sollten, lohnt es sich, den Zyklus noch einmal komplett zu durchlaufen. Jede »Runde« durch den Elementezyklus steigert bei der Zubereitung – so die Philosophie – die Gesamtenergie in der Speise. Je mehr Zyklen Sie während des Kochvorganges durchlaufen, um so besser ist es also. Subjektiv werden Sie schließlich bemerken, daß alle für den Menschen wahrnehmbaren Geschmacksqualitäten (sauer, bitter, süß, scharf, salzig) in ausgewogenem Maß dem Gericht hinzugefügt wurden.

Gesalzen wird zum Schluß

Meist salzen wir beim Kochen nach den Fünf Elementen erst zum Abschluß des Kochvorganges. Dies hat zwei Vorteile:

- Aus Sicht der TCM ist das Salz den Nieren (= Wasserelement) zugeordnet, und weil die Nieren unsere Erbenergie, das Qi, behüten müssen (siehe der Abschnitt über das Wasserelement im folgenden Kapitel), achten wir dementsprechend in der Nahrungszubereitung ganz besonders auf die Pflege dieser Organe.
- Außerdem trennt sich Salz während des Kochvorgangs in Natrium und Chlorid. Geschmacklich erscheint es uns dann nicht mehr salzig. Deshalb müßten wir während des Kochvorgangs etwa die siebenfache Menge Salz hinzufügen, um das gleiche geschmackliche Ergebnis zu erhalten, wie wenn wir erst am Ende des Kochvorgangs salzen. Wir ersparen unseren Nieren also einen Teil der Ausscheidungsarbeit, wenn wir die Gerichte erst am Schluß salzen.

Salzen v. Speisen

Ergänzen Sie Ihre Lieblingsrezepte

Die Rezepte im nachfolgenden Kapitel sind natürlich bereits nach dem Zyklus der Fünf Elemente aufgebaut. Wenn Sie jedoch beliebige Gerichte, etwa Ihre Lieblingsrezepte, nach der Fünf-Elemente-Lehre zubereiten möchten, sollten Sie zunächst feststellen, zu welchen Elementen die jeweiligen Zutaten gehören, die Sie verwenden.
Dann ordnen Sie die Zutaten in der Reihenfolge der Fünf Elemente (Holz – Feuer – Erde – Metall – Wasser) vor sich an und geben sie nacheinander in das Gericht. Dabei wird

TIP

In Asien geht man gelassen mit Widersprüchen und Ausnahmen von der Regel um. Während wir gern nach einer allgemeingültigen Wahrheit suchen, können im Osten verwurzelte Menschen die Vielschichtigkeit und Mehrdeutigkeit des Lebens genießen. Wenn Sie also einmal beim Kochen »aus dem Zyklus rutschen«, machen Sie sich diese asiatische Tugend zu eigen: Jede Ausnahme ist erlaubt, und das Vergnügen sollte beim Kochen im Vordergrund stehen.

Ihnen vielleicht gelegentlich ein Element »fehlen«. Mit kleinen Gewürz- oder Kräuterprisen können Sie jedoch jedes Element versorgen. (Wenn Sie Ihre Gewürze und Kräuter mit farblichen Punkten markiert haben, wie auf Seite 39 empfohlen, haben Sie im Handumdrehen die energetisch richtige Ergänzung der Speise.) Wichtig ist allein, daß Sie kein Element »überspringen«. Im folgenden wollen wir das Gesagte an einem Beispiel verdeutlichen:

Salzkartoffeln nach der Fünf-Elemente-Lehre

- Sie geben als erstes die geschälten Kartoffeln (Erdelement) in einen Topf.
- Danach mahlen Sie etwas Pfeffer darüber oder geben eine gepellte Knoblauchzehe (Metallelement) dazu.
- Nun gießen Sie Wasser ein (Wasserelement), salzen vorsichtig (Wasserelement) und ergänzen das Ganze mit einigen Spritzern Zitronensaft (Holzelement).
- Streuen Sie eine Prise Paprikapulver (Feuerelement) darüber, und stellen Sie die Kartoffeln auf den Herd – nun ist der Zyklus komplett. (Ausführliches Rezept siehe Seite 74/75.)

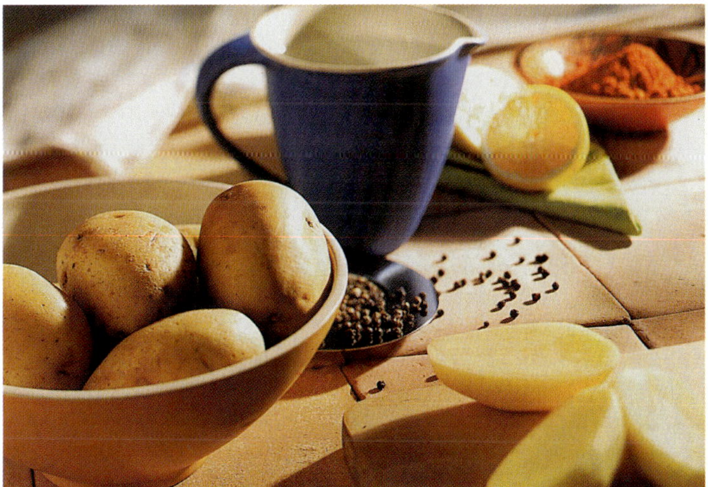

Dies sind die Zutaten für die Salzkartoffeln – in der zyklischen Reihenfolge verwendet, werden daraus Fünf-Elemente-Kartoffeln.

!

Die Fünf-Elemente-Küche entspricht einer abenteuerlichen Entdeckungsreise ins Reich der Sinne und Genüsse. Sie schult Ihre Körperwahrnehmung und bietet Ihnen viele Anregungen zur Entfaltung eigener Kreativität.

Salzkartoffeln:
- Kartoffeln
- gem. Pfeffer o. Knofi
- Wasser
- Salz
- Zitrone
- Paprikapulver

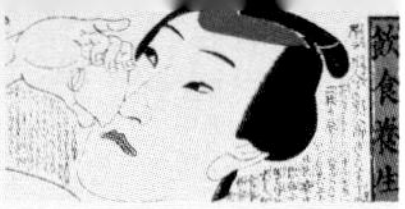

Positive Folgen des Zyklus-Kochens

- Die im Elemente-Zyklus zubereitete Speise wirkt harmonisch, da alle für unseren Gaumen wahrnehmbaren Geschmacksqualitäten (sauer, süß, salzig, bitter, scharf) darin enthalten sind.
- Der Energiegehalt (das Qi) versorgt unseren Körper optimal, da jeder Durchlauf des Zyklus beim Kochen die Gesamtenergie der Speise hebt und jedes Körperorgan, jeder Funktionskreis unseres Organismus dabei berücksichtigt wird.
- Indem wir unsere Speise nach und nach mit den Fünf Elementen versorgen, wenden wir uns allen Organen unseres Körpers liebevoll zu.
- Im Zyklus der Fünf Elemente zu kochen bedeutet, eine entspannende Meditation zu erleben, die uns beim Genuß der Mahlzeit zugute kommt.

Viel zu oft geschieht die Nahrungsaufnahme »so nebenbei«: Zwischen Tür und Angel schlingen wir schnell das hastig – natürlich ohne Rücksicht auf die Fünf Elemente – zubereitete Essen (oder gar Dosennahrung, Fast food oder Schokoriegel) hinunter, bevor wir uns wieder vermeintlich Wichtigerem widmen.

Genießen Sie Ihre Mahlzeit!

Regelmäßige Nahrungsaufnahme ist ein Privileg, das leider noch immer nicht alle Menschen auf der Erde besitzen. Auch wenn der Planet Erde Forschungen der Food and Agriculture Organization (FAO, einer Abteilung der UNO) zufolge eigentlich genügend Lebensmittel produziert, um alle Lebewesen zu sättigen, haben wir es aufgrund von Verteilungsproblemen und Profitinteressen noch immer nicht geschafft, den Hunger auf der Welt zu beseitigen. Im Bewußtsein dieser gravierenden Probleme und angesichts der Millionen von hungernden Menschen auf der Erde, vor allem in Dritte-Welt-Ländern, sollte uns jeder gedeckte Tisch mit Dankbarkeit erfüllen.

Achten Sie beim Essen auf Ihre innere Haltung

Auch die Frage, ob Ihr Stoffwechsel eine Mahlzeit gut verarbeiten kann, hängt unter anderem von der inneren Haltung ab, mit der Sie sie aufnehmen. Ruhe, Entspannung, ausreichend Zeit, eine wohltuende Gemeinschaft, liebevoller Dank an Köchin oder Koch und an die Lebewesen (Pflanzen wie Tiere), die unser Leben mit ihrem Leben speisen, sind die besten Bedingungen für unseren Körper, um seine Arbeit, die Aufnahme und Transformation der Nahrungsmittel, zu leisten.

Lassen Sie sich Zeit

Es lohnt, sich die Bedingungen für gesundes, glückliches Leben immer wieder vor Augen zu führen. Gesunde Ernährung spielt dabei eine zentrale Rolle – und zwar energetisch ausgewogene, in Ruhe zubereitete und genüßlich verspeiste Mahlzeiten, am besten im Kreise seiner Lieben.

So genießen Sie Ihr Essen richtig

- Setzen Sie sich zum Essen immer hin.
- Nehmen Sie sich Zeit für eine Minute der Besinnung und Vorfreude auf die Mahlzeit (vielleicht in Form eines gemeinsamen Tischgebets oder eines Danks an den Kosmos).
- Schicken Sie beunruhigende Gedanken und Gefühle für die nächste halbe Stunde auf Reisen, oder legen Sie sie für die Zeit der Mahlzeit in eine große Schachtel, die Sie im Geiste bereitstellen.
- Werden Sie sich der liebevollen Gefühle Ihren Tischgenossen gegenüber bewußt; Streit und Diskussionen stören die Nahrungsaufnahme.
- Kauen Sie gründlich, und genießen Sie bewußt das Geschmackserlebnis.
- Trinken Sie sparsam zu den Mahlzeiten, denn viel Flüssigkeit schwächt das Magen-Qi (siehe viertes Kapitel, Seite 142) beziehungsweise »verwässert« die Magensäfte.
- Achten Sie auf Ihren Körper, und lassen Sie sich von ihm sagen, welche Nahrungsmenge er gerade benötigt. Essen Sie also nicht »über den Hunger«.
- Mehrere kleine Mahlzeiten über den Tag verteilt unterstützen das Verdauungssystem viel besser als drei große.
- Essen Sie schwerverdauliche Speisen nur mittags.

Für unsere körperlich-seelische Gesundheit ist jeder Schritt in die richtige Richtung lohnend, und »ein bißchen« ist besser als nichts. Versuchen Sie einfach, schrittweise, ganz allmählich für mehr Wohlbehagen und Ruhe beim Essen zu sorgen. Bald werden Sie sich gar nicht mehr bewußt daran erinnern müssen, weil Ihnen die Empfehlungen sozusagen »in Fleisch und Blut« übergegangen sind.

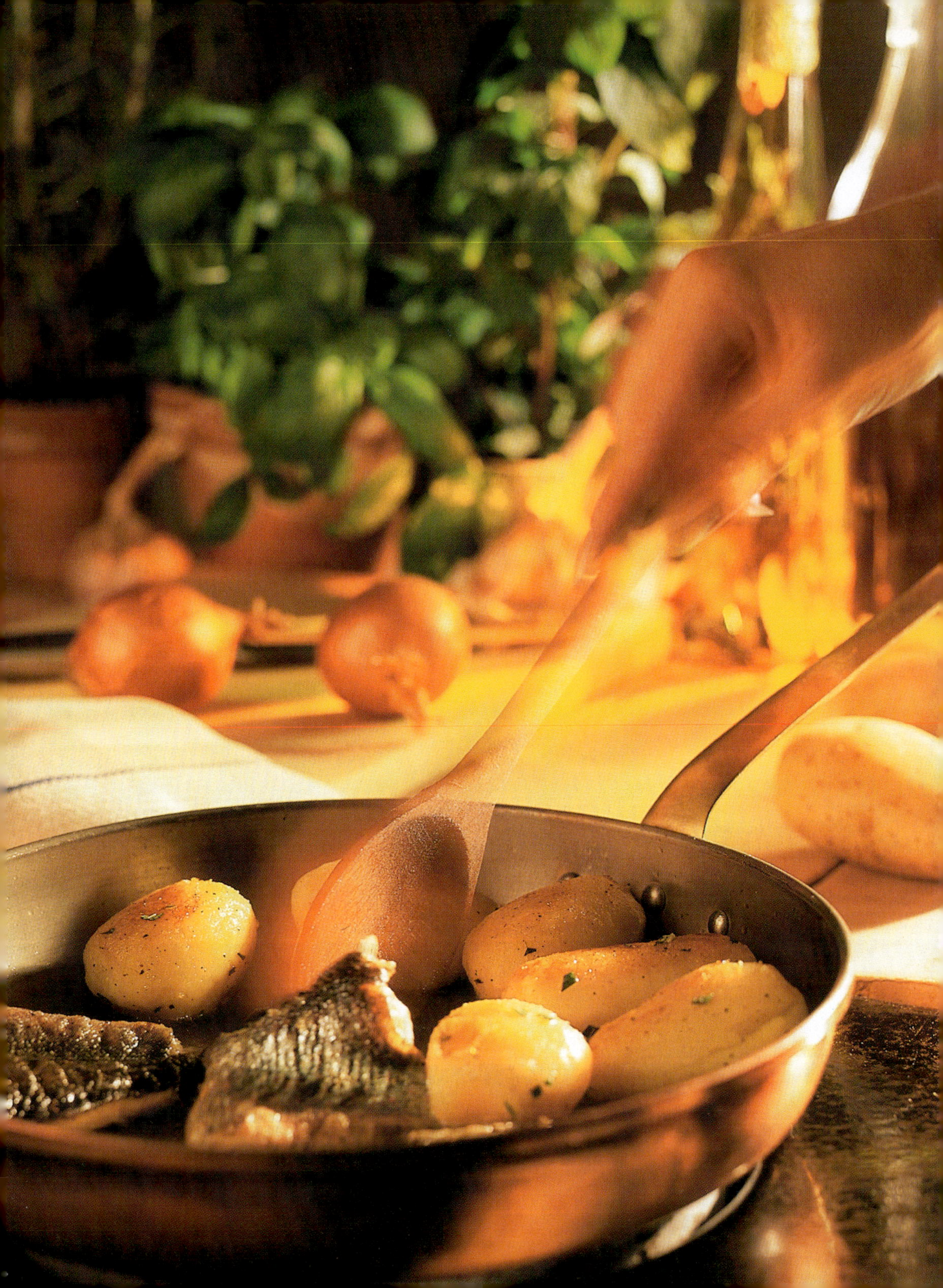

Ernährung nach den Fünf Elementen

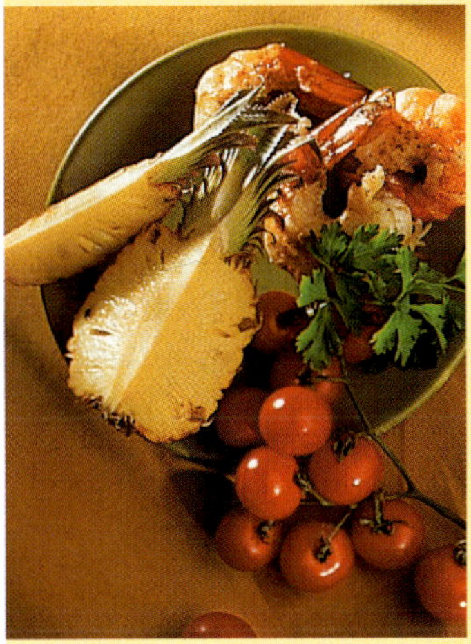

Nur wenn Ihr Organismus ausgewogen mit den einzelnen Elementen – Holz, Feuer, Erde, Metall und Wasser – versorgt wird, kann er gut funktionieren. Und das ist die erste Voraussetzung für ein gesundes und glückliches Leben.

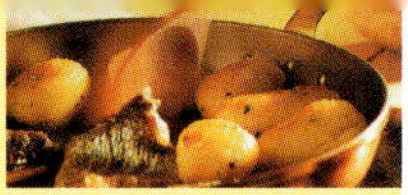

Zu Gast im Holzelement

Wenn der Frühling kommt und die Pflanzen die Erde durchbrechen, erleben wir in der Natur die Kraft des Holzelementes: jung, dynamisch, aufbrausend und durchsetzungsbereit.

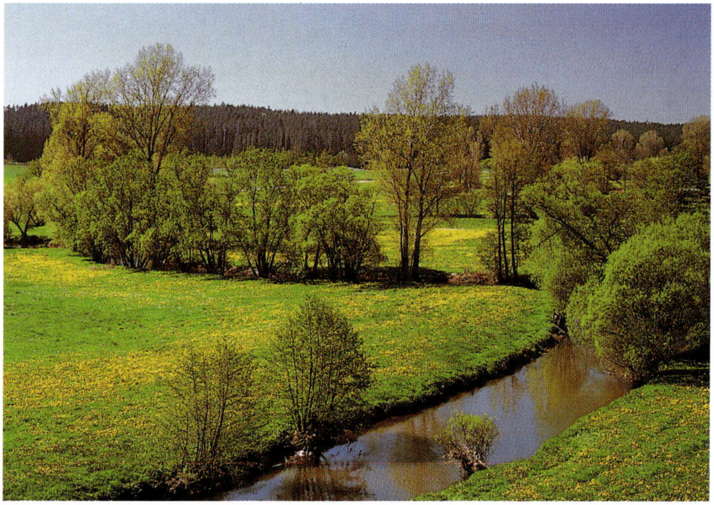

Unter den Jahreszeiten entspricht der Frühling dem Holzelement.

Befindet sich Ihr Holzelement im Gleichgewicht, fühlen Sie sich rundum wohl – weil Ihre Leber gut versorgt wird und Energiestauungen sich auflösen.

Entsprechungen des Holzelementes

Nach chinesischer Tradition werden die obengenannten Eigenschaften im menschlichen Körper dem Funktionskreis Leber zugeordnet. Die Leber hat große Aufgaben zu bewältigen: Sie verarbeitet nicht nur unsere Nahrung, sondern auch alle Gefühlseindrücke, die wir durchleben. Eine belastete Leber macht unruhig, jähzornig oder depressiv, weil sich in ihr unverarbeitete Gefühle anstauen. Ungeduldige Naturen, in denen Ärger rasch hochkocht, leiden an Energiestauungen im Holzelement. Die Schlange an der Kaufhauskasse, der unaufmerksame Verkehrsteilnehmer, Wartezeiten auf Bahnhöfen und Flughäfen, Fehler des Servicepersonals im Hotel – alles wird den Betroffenen zum Ärgernis. Der Kopf läuft rot an, der Blutdruck steigt in bedenkliche Höhen, und je nach Temperamentslage wird der Mensch laut und aggressiv oder schluckt den Ärger hinunter. Aufsteigendes Leber-Qi nennen die Chinesen diese Form von Energie-Ungleichgewicht. Für seine Mitmenschen ist der davon betroffene schwierige Zeitgenosse oft eine Herausforderung, aber auch er selbst leidet an den gestauten Energien. Wie gern würde er öfter mal entspannte innere Gelassenheit empfinden! Unterdrückt er seine heftigen Emotionen allerdings nur, führt dies häufig zu Depressionen. Umgekehrt ausgedrückt: Die depressive Stimmung entsteht oft durch nicht gelebte Gefühle im Holzelement. Die Lösung des Problems besteht in einer Beruhigung des Holzelementes, damit seine Energie wieder frei fließen kann.

Den Energiestau auflösen

Durch säuerliche Speisen und Getränke (z. B. kühler Zitronensaft mit Wasser verdünnt) und durch kühlende Lebensmittel aus dem Holzelement läßt sich der Leber-Qi-Stau auflösen. Die Leber entspannt sich, der Mensch kann ausatmen, seine Muskeln werden locker, und das Leben macht ihm wieder Freude, weil das Feuerelement vom freien Fluß der Holzenergie profitiert (Holz »füttert« das Feuer; Feuer entspricht der Emotion Freude). Der Magen entspannt sich, weil er nicht mehr den Angriffen der Leber ausgesetzt ist (Holz kontrolliert Erde, ein übermächtiges Holzelement greift die Erde an).

Streß für die Leber

Umbruchphasen im Leben setzen unsere Leber einem enormen Streß aus, da die vielen Gefühle der Veränderung und Entwicklung nach Verarbeitung und neuer Anpassung verlangen. Kleine Kinder in der Trotzphase, Jugendliche in der Pubertät, Erwachsene in der Lebensmitte durchleben die heftig wechselnden Gefühle, den durchbrechenden Zorn, die plötzliche Verzweiflung eines unharmonischen Holzelementes. Sind wir nach diesen Umbrüchen wieder im Gleichgewicht, so sorgt unsere Leber für ein gutes Durchsetzungsvermögen, die Fähigkeit, Grenzen angemessen zu setzen, und die Freude an intensiven Gefühlen.

Auch äußere Bedingungen können Unruhe im Holzelement verursachen. Der Wind des Frühlings, plötzliche Stürme und Wetterwechsel – alle Umbruchzeiten in der Natur wirken auf unseren Körper ein und fordern seine Regulationskraft heraus. Sind diese äußeren Angriffe zu heftig, gerät die Leberenergie unter Druck, und Energien stauen sich.

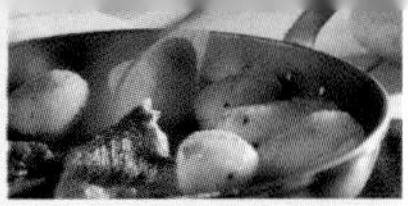

Heuschnupfen ist eine typische Begleiterscheinung, wenn das Holzelement aus dem Gleichgewicht geraten ist.

Anzeichen für Ungleichgewicht im Holzelement

- Alles, was heftig, plötzlich und sehr dynamisch einsetzt: ein rascher Fieberanstieg innerhalb kurzer Zeit, der heftige Ausbruch einer Nesselsucht, der plötzliche, extreme Juckreiz einer Hauterkrankung, die explosionsartigen Niesattacken des Heuschnupfens.
- Alles, was raschem Wechsel unterliegt: die schwankenden Stimmungen eines »himmelhoch jauchzend – zu Tode betrübt«, der Wechsel von depressiven und manischen Zuständen, das plötzliche Einsetzen und ebenso plötzliche Verschwinden von Krankheitssymptomen.
- Alles, was mit hormonellen Prozessen im Zusammenhang steht: Beschwerden der Pubertät, der Schwangerschaft, des weiblichen Monatszyklus, des Klimakteriums, das »Prämenstruelle Syndrom«.
- Alle heftigen Schmerzzustände mit bohrender, klopfender, stechender oder brennender Qualität, bei Kopfschmerzen besonders der einseitige Schmerz.
- Alle Schmerzzustände von Muskeln und Sehnen: muskuläre Verspannungen, »schwache Sehnen«, Muskelkater, Muskelschmerzen.
- Alle Augenerkrankungen, die heftig und plötzlich auftreten: Bindehautentzündung, Regenbogenhautentzündung, Hornhautentzündung, juckende Augenentzündungen bei Heuschnupfen.
- Alle Erkrankungen, die von Wind verursacht sind: Zugluftempfindlichkeit, Beschwerden bei Sturm oder plötzlichem Wetterwechsel, Muskelverspannungen nach Zugluft im Auto.
- Alle Erkrankungen, die regelmäßig im Frühjahr auftreten: Heuschnupfen, Kopfschmerz bei Frühjahrsstürmen und Föhn.
- Alle Erkrankungen der Leber und Gallenblase: Gallenkoliken mit heftigen, plötzlichen Schmerzen, Leberstoffwechselstörungen (funktionell/organisch), Leberentzündungen.
- Extreme Vorliebe für oder Abneigung gegen den sauren Geschmack.
- Ein zornig-reizbares Gemüt.

Mit dem folgenden Test finden Sie heraus, ob Ihr Holzelement im Gleichgewicht ist oder ob die Energie gestaut bzw. blockiert ist. Halten Sie sich entsprechend Ihrem Testergebnis zwei bis drei Wochen lang an die Empfehlungen im Auswertungsteil, und wiederholen Sie dann den Test. Zählen Sie bitte, wie viele der folgenden Aussagen auf Sie zutreffen. Für jedes »Ja« geben Sie sich einen Punkt.

Test: Ist mein Holzelement im Gleichgewicht?

- Ich bin oft aufbrausend und jähzornig.
- Oft fühle ich mich so gereizt, daß ich am liebsten fortlaufen würde.
- Meine Stimmungen wechseln meist sehr plötzlich (»himmelhoch jauchzend – zu Tode betrübt«).
- Wenn ich krank werde, geschieht das ganz plötzlich; aber ebenso schnell bin ich wieder gesund.
- Mir ist oft zu heiß.
- Ich schwitze viel und fühle mich dabei heiß.
- Körperliche Hitze und Kälte wechseln rasch ab bei mir.
- Um mich wohl zu fühlen, brauche ich viel Bewegung.
- Ich leide unter trockener, juckender Haut und Schleimhaut.
- Ich liebe Saures und Säuerliches.
- Gelegentlich leide ich unter heftigen, pulsierenden Kopfschmerzen.
- Wenn ich mich geärgert habe, muß ich das oft durch körperliche Beschwerden büßen.

Tip

Falls Sie ein energetisches Defizit in Ihrem Holzelement feststellen, lesen Sie ab Seite 106 nach, was Sie neben der richtigen Ernährung dagegen noch tun können.

Auswertung

1–6 Punkte: Die Energie Ihres Holzelementes ist phasenweise angespannt oder blockiert. Einmal am Tag sollten Sie Ihre Leber mit kühlen Lebensmitteln aus dem Holzelement versorgen.

7–12 Punkte: Die Energie Ihres Holzelementes ist häufig angespannt oder blockiert. Versuchen Sie, bei jeder Mahlzeit kalte und kühlende Lebensmittel aus dem Holzelement zu genießen. Warme und heiße Lebensmittel des Holzelementes nehmen Sie bitte nur ausnahmsweise zu sich.

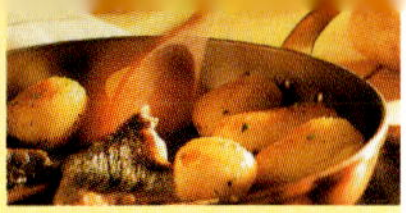

Energieausgleich im Holzelement

Mit den nachfolgenden Rezepten können Sie Ihr Holzelement ins Gleichgewicht bringen und Ihre Leber entspannen. Ihr Leberfunktionskreis wird Sie dann seinerseits mit harmonischen, fröhlichen Gefühlen, einer frischen, wachen Aufmerksamkeit, Lebensfreude, Durchsetzungskraft und spontaner Energie beschenken, denn dies sind Zeichen des harmonischen Holzelementes.

TIP

Fragen Sie sich in Momenten depressiver Stimmung einmal, welches Ihrer Gefühle gerade zuwenig leben darf. Vielleicht finden Sie eine Möglichkeit, diesem Gefühl wieder mehr Raum zu geben, und erleben dabei, wie sich die Depression wandelt. Gefühle sind Energiezustände, die unseren Körper durchströmen. Halten wir sie fest, so erleidet der Organismus auf die Dauer Schaden, wie bei einem Dampfdrucktopf, dem das Ventil fehlt.

Lebensmittel des Holzelementes

kalt/kühl	neutral	warm/heiß
grüne Bohnen	Grünkern	Essig
Blattsalate	Weintrauben	Lauch
Apfel	Rinderleber	Schweineleber
Tomate	Petersilie	Kirsche
Spinat	Zwetschge	Sesam
Ananas	Süßkartoffel	Haselnüsse
Kiwi	Mandarine	Himbeeren
Joghurt	Hagebutte	Langusten

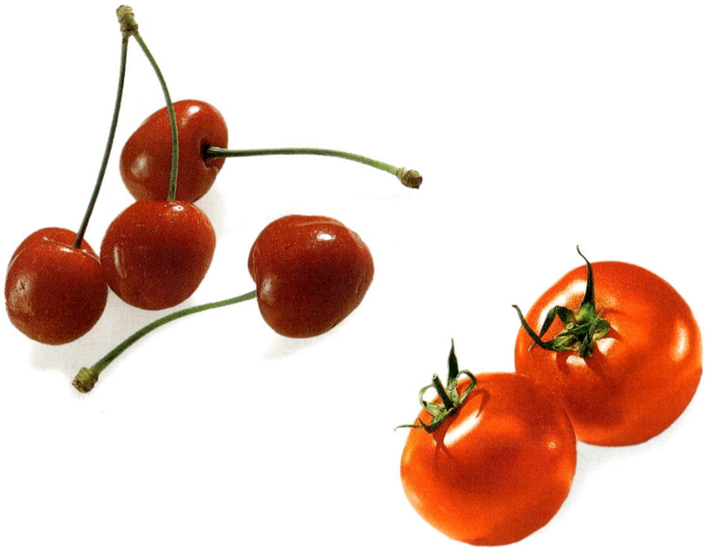

Die Zusammenstellung der Speisen ist wichtig

Im Zyklus der Fünf Elemente steht das Holzelement für den sichtbaren Beginn allen Lebens. Das im Zyklus dem Holzelement vorangestellte Wasserelement – verborgener, unsichtbarer Lebensbeginn – füttert das Holzelement mit seiner Kraft, und das Holzelement wiederum füttert das nachfolgende Feuerelement. Kontrolliert wird das Holzelement vom Metall.

Ein Ungleichgewicht im Holzelement kann verschiedene Ursachen haben. Da alle Elemente im Zyklus miteinander verbunden sind, wirkt sich jedes Ungleichgewicht auf das gesamte System aus. Bitte prüfen Sie deshalb auch die Energieverteilung in Ihren übrigen Elementen. Erst die gut gewählte Speisenkombination bringt optimalen Nutzen für Ihre Gesundheit.

Richtige Nahrung vermeidet Energieblockaden

Im westlichen Kulturkreis leiden die meisten Menschen an einer Blockierung im Holzelement. Eine »gute« Erziehung und langes Training haben dazu geführt, daß sie ihre Gefühle hinunterschlucken oder gar nicht erst bemerken. Eines Tages kommt dann vielleicht diese gesammelte, unterdrückte Gefühlskraft zum Ausbruch. Und alle wundern sich etwa, daß eine sonst ruhige, nette Frau plötzlich »ausrastet«. Ihr ist eine »Laus über die Leber gelaufen« – der Leber-Qi-Stau hat sich explosionsartig entladen. Um die Leber kontinuierlich zu entspannen und Stauungen mit plötzlichen Ausbrüchen zu vermeiden, benötigen Sie insbesondere erfrischende Nahrung aus dem Holzelement, und zwar regelmäßig.

Die folgenden Rezepte sind nach dem Zyklus der Fünf Elemente aufgebaut. Nacheinander wandern dabei die Nahrungsmittel eines jeden Elementes in den Kochtopf. Die Leber wird dabei mehrfach versorgt: einmal direkt über Speisen des Holzelementes und zusätzlich indirekt über eine Stärkung der übrigen Elemente. So kann Harmonie hergestellt werden, und die Gesamtkraft aller Elemente macht die Speise zu einer genußvollen, wohltuenden Unterstützung Ihrer Gesundheit und Ihres allgemeinen Wohlbefindens.

!

Nach chinesischer Lehre ist die Leber (Holzelement) nicht nur für körperliche, sondern auch für seelische Verdauungsprozesse zuständig. Einen harmonischen Fluß der Lebensenergie unterstützen Sie durch die richtig gewählte Nahrung und durch ausreichend Bewegung – auch die Muskeln gehören ja zum Holzelement.

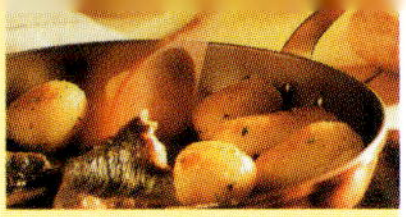

Kochrezepte

Die Rezepte sind für jeweils vier Personen berechnet. Die Angaben in Klammern hinter den Zutaten stehen für das jeweilige Element (H = Holz, F = Feuer, E = Erde, M = Metall, W = Wasser).

Pesto einmal anders: nicht wie gewohnt zu Spaghetti, sondern als raffinierte Würze am Kaninchenfleisch – guten Appetit!

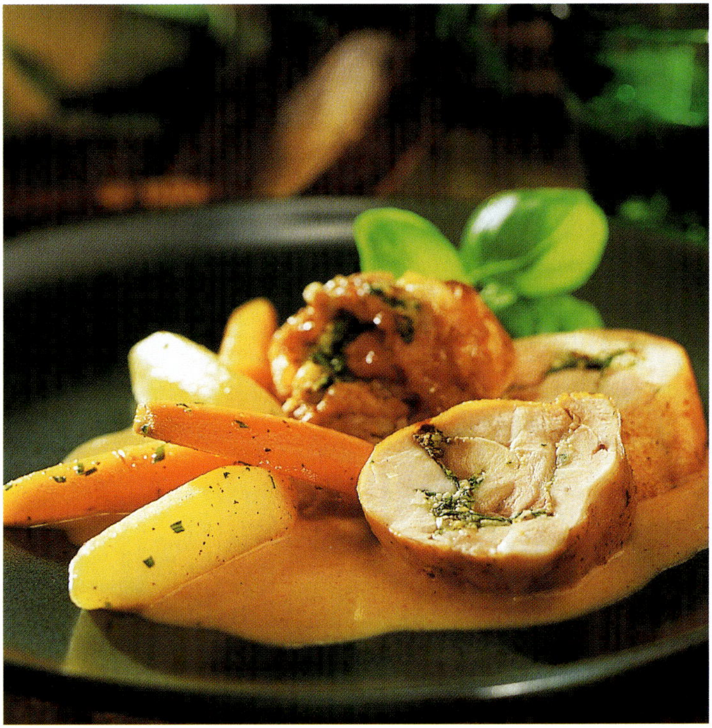

Die saftigen Kaninchenkeulen mit Rucola und Pesto passen gut zu Pellkartoffeln.

Wie wir bereits mehrfach deutlich gemacht haben, ist es für die Fünf-Elemente-Ernährung besonders wichtig, die Zutaten in der energetisch richtigen Reihenfolge – das heißt im Uhrzeigersinn des Elemente-Zyklus – in die Gerichte zu geben. Bei der Zubereitung der nachfolgenden Rezepte »absolvieren« Sie jeweils mindestens einen Zyklus-Durchlauf, das heißt, Sie durchwandern nacheinander alle Fünf Elemente wenigstens einmal.

Kaninchenkeulen mit Pesto

Dieses Gericht füttert den materiellen Anteil (Yin) von Leber- und Herz-Funktionskreis. Holz- und Feuerelement erhalten so die besten Voraussetzungen für einen harmonischen Energiefluß. Frauen während der Menses wie auch ältere Menschen profitieren vom Säfteaufbau, den diese Speise fördert.

1 Die Kaninchenkeulen (H) von den Knochen befreien, mit den Knochen eine Brühe kochen. Die Keulen flach ausbreiten und mit gewaschenen und abgetropften Ölraukenblättern (H) belegen. Die Wacholderbeeren (F) zerdrücken und darübergeben. Pesto (F) und etwas Olivenöl (E) darauf verteilen.
2 Knoblauchzehen (M) schälen, fein würfeln und über dem Pesto verteilen. Die Keulen zusammenklappen und mit Zahnstochern feststecken. Pfeffern (M) und vorsichtig salzen (W). Etwas Zitronenschale (H) fein reiben und auf die Keulen streichen. Mit Paprikapulver (F) bestreuen und in eine warme Pfanne legen.
3 Sofort etwas Süßrahmbutter (E) und wenig Öl (E) dazugeben und die Kaninchenkeulen von beiden Seiten knusprig braten (pro Seite etwa 12 Minuten). Nochmals pfeffern (M) und vorsichtig salzen (W). Die Keulen aus der Pfanne nehmen und bei 75 Grad im Backofen warm halten.
4 Den Bratensatz in der Pfanne mit etwas Weißwein (H) ablöschen. Saure Sahne (H) einrühren und vorsichtig erwärmen. Mit wenig Paprikapulver (F), süßer Sahne (E) und Senf (M) binden, vorsichtig mit Meersalz würzen (W) und die Soße unter die Kaninchenkeulen gießen.

2 Kaninchenkeulen
Ölraukenblätter (Rucola)
4 Wacholderbeeren
4 Eßl. Pesto
Olivenöl
4 Knoblauchzehen
gemahlener Pfeffer
Meersalz
Zitronenschale
Paprikapulver
Süßrahmbutter
Öl
Weißwein
1 Eßl. saure Sahne
süße Sahne
1 Eßl. Senf

Staudensellerie mit gebratener Entenleber (Rezept Seite 56)

Auch dieses Gericht stärkt die Leberenergie. Staudensellerie und Entenleber befreien und beruhigen (= kühlen) die gestaute Leberenergie und stellen alles für den Säfteaufbau Notwendige zur Verfügung. Erschöpfte Menschen fühlen sich entspannter und gestärkt.

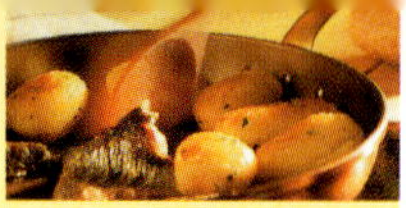

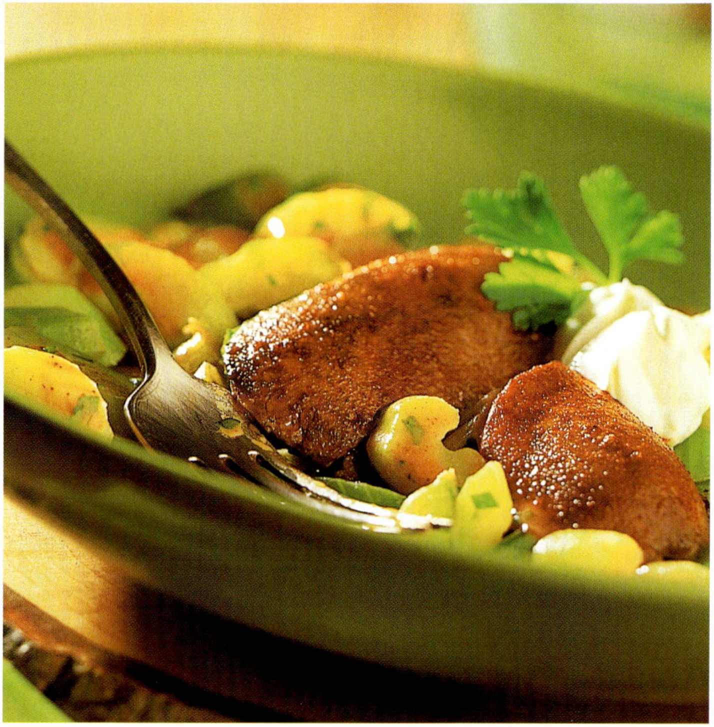

Entenleber und Sellerie unterstützen Ihr Holzelement.

1 Staudensellerie
4 Entenlebern
Paprikapulver
1 Eßl. Süßrahmbutter
gemahlener Pfeffer
Meersalz
2 Eßl. Balsamicoessig
2 Eßl. saure Sahne
glatte Petersilie

1 Sellerie (H) waschen, kleinschneiden und in einer Pfanne verteilen. Entenlebern (H) darauflegen, mit Paprikapulver (F) bestreuen und bei mittlerer Hitze auf den Herd stellen.

2 Süßrahmbutter (E) dazugeben und die Lebern je Seite 8 Minuten schmoren. Mit Pfeffer (M) bestreuen, herausnehmen und vorsichtig salzen (W). Bei 75 Grad im Backofen warm halten.

3 Den Bratensatz mit Essig (H) loskochen, vom Herd nehmen. Sahne (H) einrühren (Die Pfanne darf nur warm sein, sonst gerinnt die Soße) und wieder auf den Herd stellen.

4 Petersilie (H) waschen und dazugeben. Paprikapulver (F) hinzufügen und die Soße sämig einköcheln lassen. Den Sellerie mit Soße auf vier Tellern anrichten und die Lebern daraufsetzen.

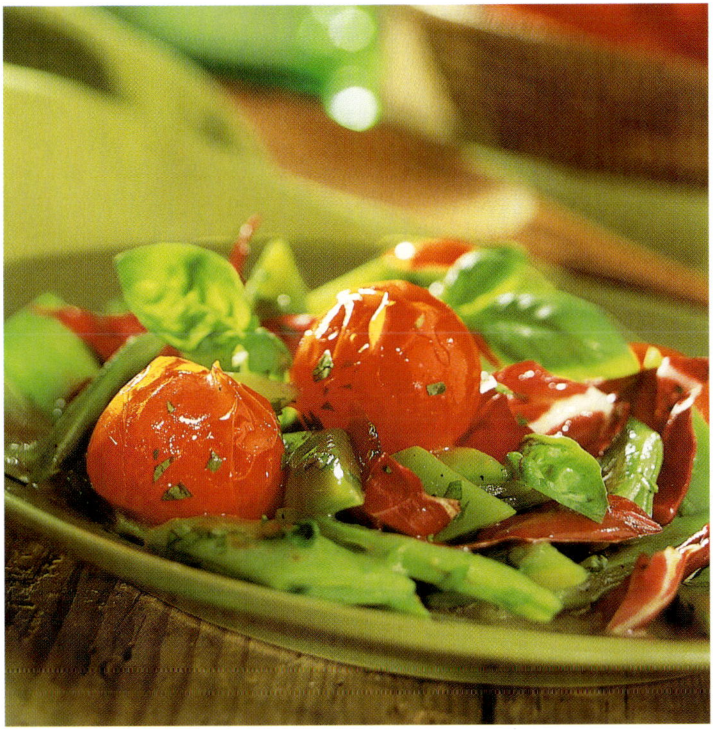

Über Tomaten und Bohnen freut sich Ihre Leber.

Grüne-Bohnen-Tomaten-Gemüse

Für Frische-Fans, die gleichzeitig erschöpft sind: Dieses Gemüse harmonisiert und stärkt Leber (Holz) und Herz (Feuer). Leber-Qi kann wieder frei fließen.

1 Die Bohnen (H) waschen, in Rauten schneiden und in einen Topf geben. 2 Eßl. Zitronensaft (H) dazugeben. Die Tomaten (H) waschen. Die Petersilie (H) waschen und kleinschneiden. Den Radicchio (F) halbieren, waschen und kleinschneiden.

2 Tomaten, Petersilie und Radicchio zu den Bohnen geben, Butter (E) und Pfeffer (M) hinzufügen. Zugedeckt 12 Minuten dünsten. Vom Herd nehmen, vorsichtig salzen (W). Den restlichen Zitronensaft (H) darübergießen und mit Basilikum (F) garnieren.

500 g grüne breite Bohnen
3 Eßl. Zitronensaft
500 g Kirschtomaten
2 Bund glatte Petersilie
1 Radicchio
1 Eßl. Süßrahmbutter
gemahlener Pfeffer
Meersalz
frisches Basilikum

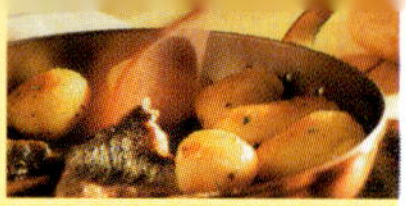

Zu Gast im Feuerelement

Sommerhitze – Zeit der Reifung. Im Feuerelement vollendet heiße Energie den nächsten Entwicklungsschritt. Feuer ist die verschmelzende, umwandelnde Kraft, der lebenspendende Motor unseres Sonnengestirns und der Mittelpunkt des Jahreszyklus.

»Ein jedes Ding muß Zeit zum Reifen haben.«

(William Shakespeare, »Ein Sommernachtstraum«)

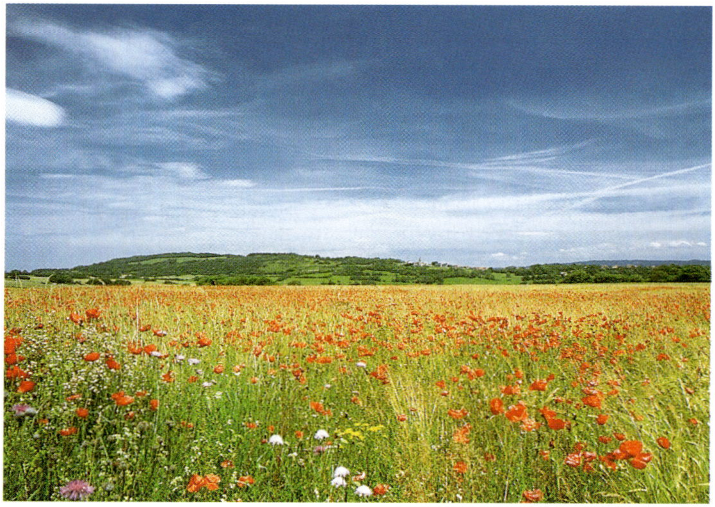

Die Hitze des Sommers ist die klimatische Analogie des Feuerelementes.

Entsprechungen des Feuerelementes

Noch bis weit in unser Jahrhundert hinein kochte man fast überall auf der Erde mit direkter Feuerkraft. Der Herd beziehungsweise die Küche wurde zum häuslichen Begegnungszentrum. Und der Widerschein des wärmenden Kaminfeuers in den Gesichtern einer gemütlichen Runde brachte einen ganz besonderen Geist (Geist heißt im Chinesischen »Shen« und ist dem Feuerelement zugeordnet) zum Vorschein: die friedlich geborgene Sicherheit der Gemeinschaft, die das Herz öffnet und Körper und Seele erfreut. Zusammen mit lieben Menschen die wärmende Kraft des Feuers zu spüren ist wohltuend und stärkt Herz und Seele.

Nach chinesischer Tradition werden die Energien des Feuerelementes dem Funktionskreis Herz zugeordnet. Menschen mit harmonischem Feuerelement besitzen ein gutes Herz und eine warme Ausstrahlung. Und wo das Ich in seiner Mitte ruht, entsteht natürliche Autorität, die andere ganz selbstverständlich respektieren. Schon immer ordnete man in China daher den Herrscher dem Feuerelement zu. Befindet sich aber die Feuerkraft nicht im Gleichgewicht, so entsteht Tyrannei (ein aufgeblasenes, überhebliches Ich) oder aber ihr Gegenteil (ein verunsichertes, schüchternes Individuum).

Ausgewogenheit im Feuerelement stärkt das Herz und erfreut die Seele – natürliche Autorität und Lebensglück können sich entwickeln.

Das Element der Freude

Die Emotion Freude ist dem Feuerelement zugeordnet, und wie alle anderen Gefühle sollte auch sie sich in einem harmonischen Gleichgewicht befinden. Aus westlicher Sicht verstehen wir zunächst nicht, daß man in China ein Übermaß an Freude für möglich hält. Freude, so würden wir denken, kann niemals zuviel werden. Manche Menschen erfahren allerdings dennoch die Folgen einer unregulierten, aus dem Gleichgewicht geratenen Freude. Der ältere Mensch, der vor lauter Freude bei einer guten Nachricht einen Herzinfarkt erleidet, hat durch überschießende Energien sein Herz-Kreislauf-System geschwächt. Und der aus einer Depression erwachte Mensch, der plötzlich wieder seine Kräfte spürt und vor Freude darüber überschießend, »manisch« reagiert, ist ruhelos, schlaflos, hektisch und entscheidet wichtige Dinge vorschnell und unbedacht. Die gesammelte Ich-Kraft fehlt, die die »heißblütigen Pferde« der Gefühlskraft zügelt und lenkt.

Der Wagenlenker

Der antike griechische Philosoph Platon beschrieb die Menschen als Wagenlenker: Ein stolzes, kraftvolles Gespann edler Pferde (alle unsere Fähigkeiten und Energien) zieht den Wagen (den Körper). Damit das Gespann sicher seinen vorgeschriebenen Weg fahren kann, muß unsere Persönlichkeit als Wagenlenker das richtige Maß an Klugheit und Durchsetzungsvermögen an den Tag legen. Erst die harmonische Steuerung feuriger Kräfte schenkt Erfüllung.

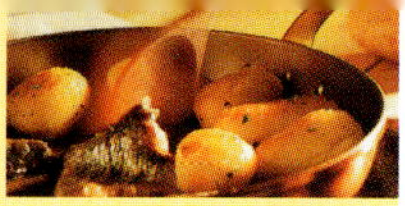

Wenn Sie sich Ihrer eigenen Situation als Wagenlenker im Sinne Platons bewußt werden möchten, können Sie eine kleine Skizze anfertigen, in der Sie Ihre wichtigsten Kräfte (zum Beispiel Klugheit, Durchsetzungsvermögen, Selbstvertrauen, Geduld, Disziplin, Konsequenz, Humor oder auch Gerechtigkeitssinn) jeweils einem Zugpferd zuordnen. Beobachten Sie dann eine Zeitlang, ob Sie Ihre »Pferde«, Ihre individuellen Stärken, schon wirklich gut lenken. Falls nicht, überlegen Sie, welche Verbesserungen dafür sorgen könnten, daß Ihr Pferdewagen optimal rollt, das heißt, daß Ihr Organismus und Ihr Energiehaushalt ausgewogener werden. Vielleicht könnten Sie beispielsweise mehr für sich selbst tun, statt immer nur für andere zu sorgen.

Indem Sie die Skizze für den Wagenlenker anfertigen, erfahren Sie mehr über sich selbst, weil Sie gezwungen sind, auch mal über Ihre individuellen Stärken nachzudenken.

Harmonie im Feuerelement

Reinste Herzensfreude, das pure Glück des menschlichen Daseins schenkt das Feuerelement denjenigen, die es in Harmonie zu bringen verstehen. Speisen und Getränke mit bitterem Geschmack erfreuen beispielsweise die Seele und geben dem Herzen Nahrung – »Was bitter dem Mund, ist dem Herzen gesund«, sagt schon ein altes, wahres Sprichwort.

Große Hitze und extreme Trockenheit bringen die Kraft des Feuerelementes dagegen aus dem Gleichgewicht. Ein besonders heißes Klima – auch ein längerer Aufenthalt in extrem heißen Gebieten – oder der übermäßige Genuß von austrocknenden Stimulanzien wie zum Beispiel Nikotin und Alkohol greifen den Funktionskreis des Herzens an (siehe »Gesundheitstips für den Yang-Typ«, Seite 22). Die Freude des Herzens steigert sich dann ins Erschöpfende, und Hektik, Manie, ein unaufhaltsamer Redefluß sowie Schlaflosigkeit stören die natürliche innere Ruhe. Besteht das Ungleichgewicht über lange Zeit, das heißt über mehrere Jahre, kann es auch zu organischen Herz-Kreislauf-Erkrankungen kommen, da dadurch der Organismus stark angegriffen werden kann.

Wie es fast in allen Dingen der Fall ist, ist auch hier der Mittelweg der richtige: Dauerhaftes Glück und lang anhaltende Herzensfreude finden Sie nur dann, wenn Ihr Feuerelement gut ausbalanciert ist.

Anzeichen für Ungleichgewicht im Feuerelement

- Alle Erkrankungen des Herz-Kreislauf-Systems, unter anderem auch funktionelle Herzsymptome (Herzrhythmusstörungen oder -schmerzen ohne organischen Befund).
- Alle durch Hitze verursachten Beschwerden, Kreislaufprobleme bei heißem, schwülem Wetter, schwere Beine mit Wassereinlagerungen, Krampfadern.
- Krankheiten, die vor allem in den Sommermonaten ausbrechen oder sich von Juni bis September verschlimmern.
- Beschwerden des Dünndarms, Neigung zu Durchfällen, Zwölffingerdarmgeschwüre, heftige Blähungen mit Druck auf das Zwerchfell und Engegefühl im Brustkorb und Herzbereich.
- Eine rote Zungenspitze.
- Unruhe, Nervosität, Hektik, Zerstreutheit.
- Schlafstörungen mit Unruhe und Hitzewallungen, Alpträume.
- Brennender Durst.
- Gedächtnis- und Sprachstörungen, Stottern, Wörter auslassen oder nicht finden.
- Extreme Vorliebe für oder Abneigung gegen den bitteren Geschmack.

TIP

Weil alle Elemente in ihren Funktionen eng zusammenarbeiten, lohnt es sich, auch alle übrigen Elemente-Tests durchzuführen. Sie erhalten dann Ihr aktuell gültiges Energieprofil und können den harmonischen Fluß im Zyklus der Elemente optimal ergänzen.

Mit Hilfe des nachfolgenden Tests werden Sie entdecken, ob Ihr Feuerelement zur Zeit im Gleichgewicht ist oder nicht. Sollten Sie ein Ungleichgewicht im Feuerelement erkennen, können Sie dies über Ihre Nahrung regulieren und harmonisieren, denn der klug zusammengestellte Speiseplan schenkt Ihnen Ihr »Herzensglück«. Beachten Sie dafür die im Auswertungsteil gegebenen Hinweise. Machen Sie dann nach zwei bis drei Wochen den Test erneut – Sie werden wahrscheinlich feststellen, daß Ihr Feuerelement ausgewogener geworden ist.
Zählen Sie bitte, wie viele der folgenden Aussagen auf Sie momentan zutreffen. Für jedes »Ja« geben Sie sich einen Punkt.

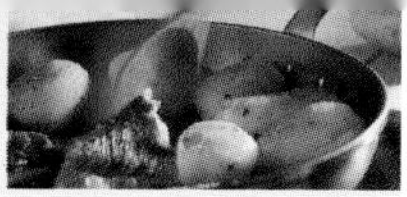

Test: Ist mein Feuerelement im Gleichgewicht?

- Mein Gedächtnis läßt sehr zu wünschen übrig.
- Oft erwache ich nachts mit Herzklopfen, Unruhe und Schweißausbrüchen.
- Wenn ich aufgeregt bin, überschlagen sich meine Worte.
- Andere finden mich manchmal überdreht und aufgekratzt.
- Wenn ich aufgeregt bin, »schwebe« ich rasch einen Meter über dem Boden.
- Ich leide oft unter Alpträumen.
- Ich liebe Speisen und Getränke mit bitterem Geschmack.
- Oft bin ich erschöpft und gleichzeitig nervös.
- Eine heitere Gelassenheit erlebe ich selten.
- Speisen und Getränke mit bitterem Geschmack sind mir unangenehm.
- Ich leide öfter an Herzklopfen ohne organischen Grund (sollte vor Beantwortung internistisch abgeklärt werden).
- Ich habe häufig ein gerötetes Gesicht oder gerötete Wangen.

Störungen und Mißempfindungen des Herz-Kreislauf-Systems sollten unbedingt medizinisch gründlich untersucht werden, um eine vielleicht notwendige ärztliche Behandlung einzuleiten. Alle nicht organischen, funktionellen Herzbeschwerden werden sich mit der passenden Nahrung des Feuerelementes schrittweise bessern.

Auswertung

1–6 Punkte: Ihr Feuerelement ist phasenweise im Ungleichgewicht. Bitte wählen Sie täglich mindestens einmal kühlende Nahrungsmittel aus dem Feuerelement, zusätzlich zu den Lebensmitteln der übrigen Kategorien. Und achten Sie auf jeden Fall auf ausreichend Flüssigkeitszufuhr!

7–12 Punkte: Ihr Feuerelement benötigt besondere Unterstützung. Bitte wählen Sie bei allen Mahlzeiten schwerpunktmäßig neutrale und kühlende Lebensmittel aus dem Feuerelement. Verzichten Sie soweit wie möglich auf Stimulanzien (Kaffee, Tee, Tabak, anregende Limonaden), und achten Sie auf ausreichende Flüssigkeitsaufnahme. Das Erlernen einer vegetativ entspannenden Übung (autogenes Training, Progressive Muskelrelaxation nach Jacobsen, Qi Gong, Atemtherapie, Übung zur Herzintegration nach Steven Rochlitz) kann Ihre Bemühungen um Gleichgewicht im Feuerelement unterstützen.

Energieausgleich im Feuerelement

Mit den nachfolgenden Kochrezepten können Sie Ihr Feuerelement ins Gleichgewicht bringen. Das Feuerelement schenkt Ihnen Herzensglück und Lebensfreude, wenn es sich in ausgeglichener Harmonie befindet. Genießen Sie die entspannte Gelassenheit, aus der heraus sich alles wie von selbst entfaltet.

Lebensmittel des Feuerelementes

kalt/kühl	neutral	warm/heiß
Rote Bete	Feldsalat	Rosenpaprika
Hafer, Weizen	Radicchio	Gegrilltes Fleisch
Chicorée	Preiselbeeren	Rosenkohl
Endiviensalat	Bries	Buchweizen

Holz füttert Feuer, Feuer füttert Erde, Wasser kontrolliert, d. h. »löscht« Feuer. Um Ihr Feuerelement optimal zu versorgen, sollten Sie sich immer wieder einmal mit dem Gesamtmodell der Fünf Elemente beschäftigen.

Die richtige Nahrung füttert das Feuerelement

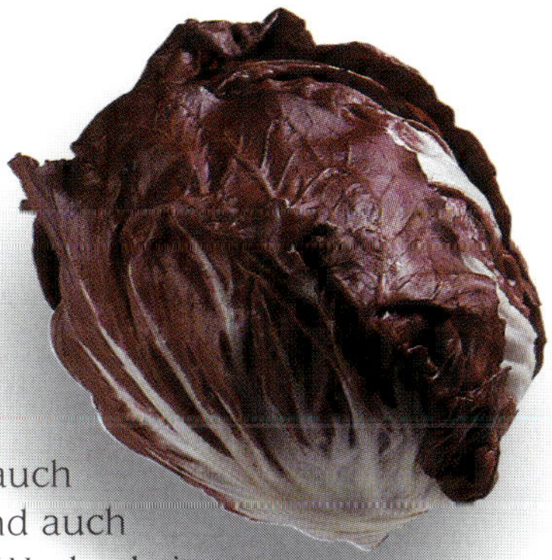

Ein ausgewogener Holzfunktionskreis füttert Ihr Feuerelement mit der frei fließenden Kraft des Aufbruchs und bringt es zu seinem Höhepunkt. Um Ausgleich im Feuerelement zu erreichen, benötigen Sie also auch die Energien der Holzkraft. Und auch die übrigen Elemente sind in Wechselwirkung mit dem Feuer. Bitte beachten Sie daher auch die Energieverteilung in Ihren weiteren Elementen. Eine Berücksichtigung Ihres Feuerelementes durch die Nahrung verspricht Ihnen die Gewißheit kleiner Freuden. Aber erst eine ausgewogene Kost für alle Elemente schenkt Ihnen die Herzensfreude eines harmonischen Lebens.

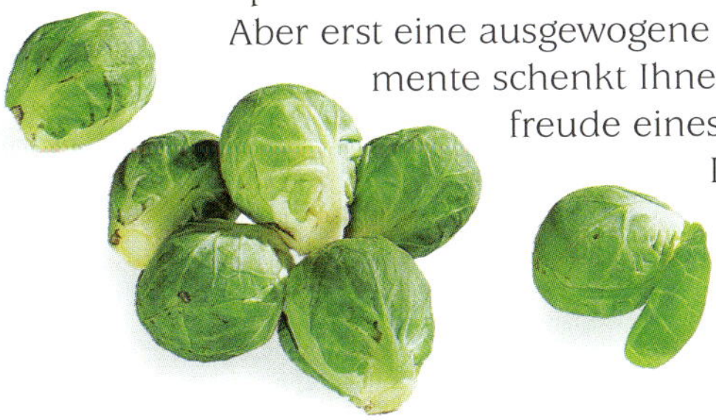

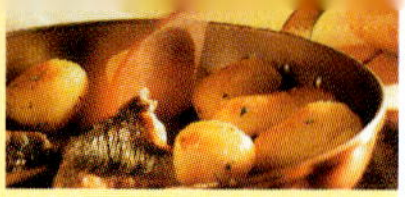

Kochrezepte

Die Gerichte sind für jeweils vier Personen berechnet. Die Angaben in Klammern hinter den Zutaten stehen für das jeweilige Element (H = Holz, F = Feuer, E = Erde, M = Metall, W = Wasser).

Risotto der Fünf Elemente: Der Weizen stellt eine besondere Herzkraft zur Verfügung.

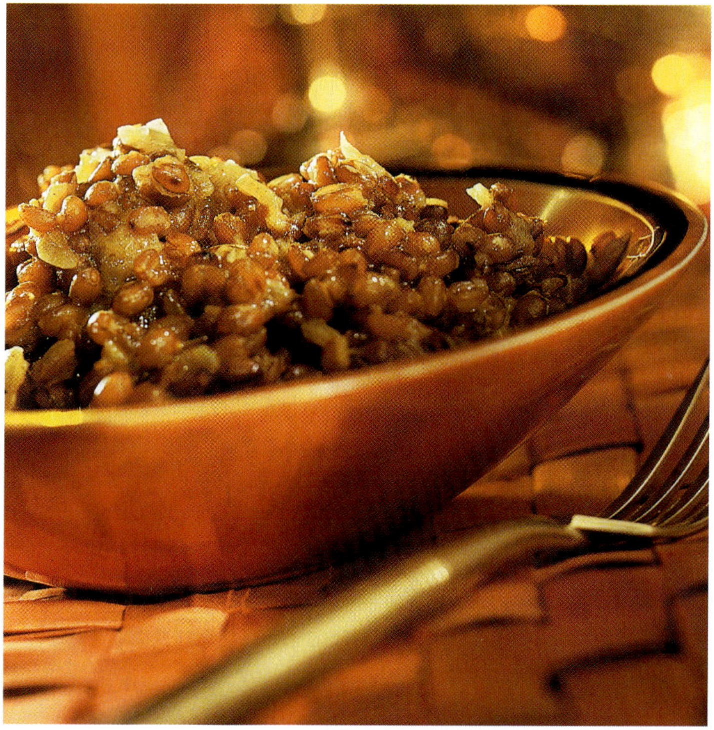

Weizen unterstützt die Energie im Feuerelement, Zwiebeln unterstützen das Metallelement.

Weizenrisotto mit Gemüsezwiebeln

Menschen, die in Feuer- und Metallelement Unterstützung brauchen, erleben dieses Gericht kräftigend. Es gibt Erholung nach Krankheit, bei Depression und Verspannungen. Achten Sie beim Einkauf auf einen möglichst schadstoffarmen Weizen, um Unverträglichkeiten vorzubeugen. Um das Rezept einmal zu variieren, können Sie es auch mit der gleichen Menge Hirse zubereiten

1 Den Weizen (F) in einer trockenen Pfanne ohne Fett gut 15 Minuten bei mittlerer Hitze rösten, dabei gelegentlich umrühren.

2 Die Gemüsezwiebeln pellen und fein würfeln. Das Öl (E) über den gerösteten Weizen gießen und die gewürfelten Zwiebeln (M) dazugeben. Die Weizen-Zwiebel-Mischung mit etwas gemahlenem Pfeffer (M) und Currypulver (M) würzen.

3 Das Wasser (W) dazugießen und den Weizen zugedeckt in 30 Minuten fertig garen. Dann den Herd abschalten, den Weizen aber in der geschlossenen Pfanne noch etwa 15 Minuten quellen lassen.

4 Den Risotto mit Meersalz (W), Weinessig (H) und Paprikapulver (F) würzen. Wer mag, kann den Weizenrisotto noch mit Sahne (E) verfeinern.

250 g Weizen
1 Eßl. Öl
2 große Gemüsezwiebeln
gemahlener Pfeffer
Currypulver
550 ml Wasser
Meersalz
1 Eßl. Weinessig
Paprikapulver
1 Eßl. süße Sahne

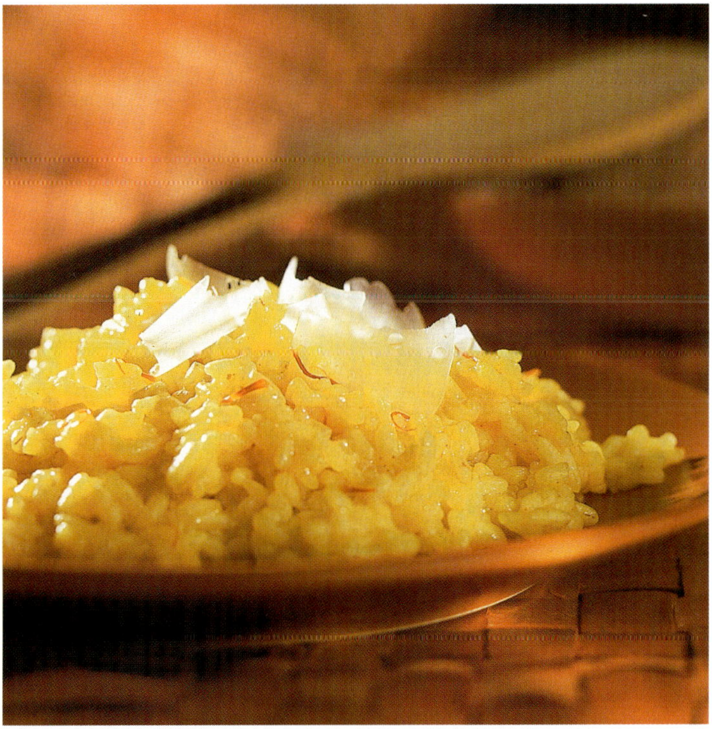

Der Safranrisotto (Rezept Seite 66) stärkt Ihr Herz.

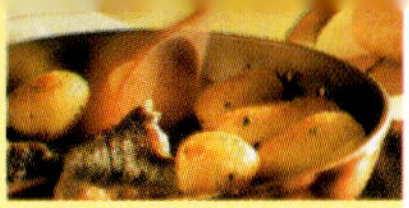

Safranrisotto

Dieses Gericht stärkt sowohl das Herz-Kreislauf-System (Feuer) als auch die Verdauung (Erde). Die Kraft des Herzens wird besonders unterstützt. Trübe Stimmung verfliegt – bereits der Duft des Safrans schenkt Freude, und Sorgen (Erde) lösen sich auf.

500 g Rundkornreis
1 Zwiebel
400 ml Wasser
100 ml Weißwein
0,4 g Safranfäden
3 Eßl. süße Sahne
gemahlener Pfeffer
Meersalz
1 unbehandelte Zitrone
Paprikapulver
Süßrahmbutter
Parmesan

1 Den Rundkornreis (E) bei mittlerer Hitze in einem Topf ohne Fettzugabe etwa 12 Minuten trocken rösten, dabei sollten Sie gelegentlich umrühren.
2 Die Zwiebel (M) pellen und klein würfeln. Die Zwiebelwürfel zum gerösteten Reis geben.
3 Das Wasser (W) und den Wein (H) in einem Schraubglas aufschütteln und diese Mischung (Sie können statt dessen auch Brühe mit etwas Essig gemischt nehmen) sowie die Safranfäden (F) zum Reis in den Topf geben.
4 Die süße Sahne (E) ebenfalls zum Reis gießen und diese Mischung mit gemahlenem Pfeffer (M) und etwas Meersalz (W) abschmecken.
5 Die Zitrone (H) abwaschen und mit einem Zestenreißer die Schale fein abziehen, diese ebenfalls zum Reis in den Topf geben.
6 Etwas Paprikapulver (F) hinzufügen, den Deckel auflegen und alles etwa 10 Minuten garen. Dann den Herd abschalten, den Risotto aber im geschlossenen Topf noch weitere 10 Minuten quellen lassen.
7 Die Süßrahmbutter (E) auf dem Reis verteilen und nochmals gemahlenen Pfeffer (M) darüberstreuen. Anschließend hobeln Sie den Parmesan (W) über den Risotto. Ganz zum Schluß erst wird der Safranrisotto nochmals vorsichtig mit Meersalz (W) gewürzt.

Salat Libero

Der erfrischende Salat unterstützt und reguliert sowohl die Leber (Holz) als auch das Herz (Feuer) und den Magen (Erde). Er stärkt das Herz-Yang und das Herz-Qi und stellt Säfte bereit – eine leckere Art, Ihren Herz- und Ihren Leber-Funktionskreis zu unterstützen. »Libero« heißt übrigens »frei« oder »befreien«, denn der Salat befreit Sie von allzu düsteren Gedanken.

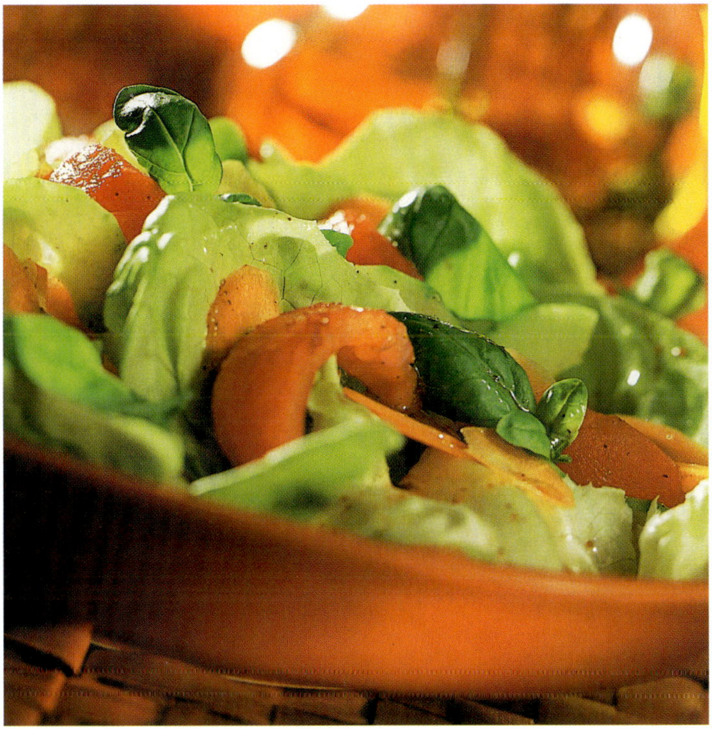

Salat Libero – knackig-frische Unterstützung des Feuerelementes.

1 Die grünen Salatherzen (H) waschen und putzen. Die zarten Salatblätter in eine Schüssel geben und etwas Paprikapulver (F) darüberstreuen.

2 Die Möhren (E) waschen, putzen und dünn hobeln, auf den Salat geben. Pfeffer (M) und Wasser (W) dazugeben.

3 Die Tomaten (H) kreuzförmig einschneiden, kurz mit kochendem Wasser überbrühen und die Haut von den Tomaten abziehen. Die Kerne entfernen und achteln. Die Tomatenachtel zum Salat geben. Den Essig (H) darübergießen.

4 Die Salatgurke (H) schälen, halbieren, die Kerne herausschaben. Die Gurke in Scheiben hobeln und mit gewaschenem Basilikum (F) zum Salat geben. Das Olivenöl (E) darüber verteilen, nochmals pfeffern (M) und vorsichtig mit Meersalz würzen (W).

4 grüne Salatherzen
Paprikapulver
2 Möhren
gemahlener Pfeffer
1 Eßl. Wasser
4 reife Tomaten
3 Eßl. Balsamicoessig
1 Salatgurke
2 Bund Basilikum
4 Eßl. ligurisches Olivenöl
Meersalz

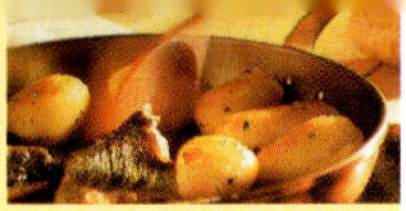

Zu Gast im Erdelement

Den vier uns im Westen bekannten Jahreszeiten fügten die Chinesen schon vor Jahrtausenden eine fünfte hinzu: den Spätsommer. Die Zeit von Ernte und Erfüllung vollendet entsprechend dem Erdelement das Ziel allen Wachstums. Mutter Erde, nährender und lebenserhaltender Kraftquell, wird zum Symbol für alles, was Nahrung bedeutet.

Warm und trocken soll der Spätsommer sein, damit eine gute Ernte eingefahren werden kann; und warm und trocken liebt es unsere Milz. Feuchtigkeit und Kälte stören das Gleichgewicht des Erdelementes.

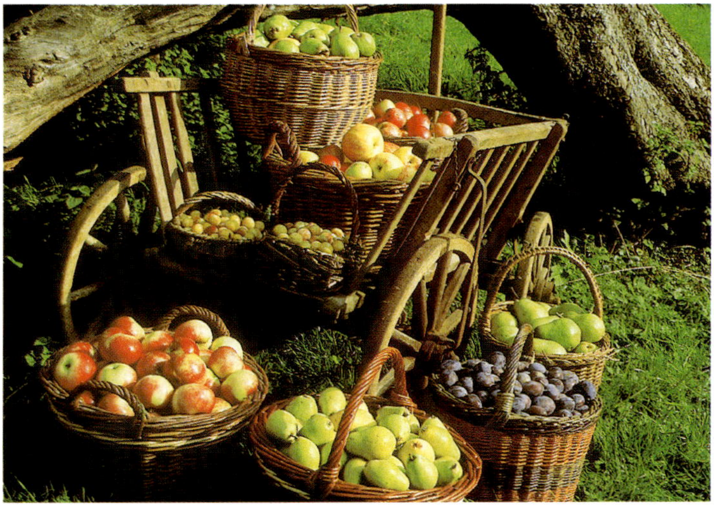

Der Spätsommer ist die Zeit der Ernte und entspricht dem Erdelement.

Entsprechungen des Erdelementes

Im menschlichen Körper ist der Funktionskreis von Milz und Bauchspeicheldrüse (medizinisch: Pankreas) dem Erdelement zugeordnet. In einem erweiterten Sinne werden hier darüber hinaus alle nahrungsverarbeitenden Stationen des Organismus ebenfalls mit einbezogen und zum Erdelement gezählt, nämlich die Organe des Oberbauches sowie der Magen.

Und sprechen die Chinesen von der »Milz« im Sinne der Fünf-Elemente-Lehre, so meinen sie mit diesem Begriff gleichzeitig auch zahlreiche die Seele nährende – zwischenmenschliche – Beziehungen, die wir ja alle dringend zum Leben benötigen.

Bindegewebe

Während der Mensch im Feuerelement seine persönliche Ich-Reife erreicht, entwickelt er im Erdelement die Fähigkeit, vom Ich zum Du »hinüberzuwachsen«, das heißt Bindungen und Beziehungen einzugehen. Das Bindegewebe – die alles verbindende Struktur in unserem Körper – symbolisiert dies auf der biologischen Ebene. Und ein kreativer, anregender Gedankenfluß ergänzt die Entsprechungen des Erdelementes. Befindet sich die Kraft der Erde im Ungleichgewicht, so stagnieren die Gedanken – Sorgen entstehen, und grübelnd verstrickt sich der Mensch in »Teufelskreisen«, die den lebendigen Fluß seiner Gefühle und Energien behindern.

!

Alfred Pischinger beschrieb besonders eindrucksvoll die klärende, reinigende, aber auch speichernde und informationsübertragende Fähigkeit des Bindegewebes, das er »Grundsystem« nannte.

Ordnung in die Gedanken bringen

So wie unser Verdauungsapparat Wertvolles von Unbrauchbarem trennen kann, das Nützliche integrieren und das Überflüssige ausscheiden soll, so soll die Welt unserer Gedanken Ordnung finden. Erkennen, wofür ich zuständig bin, richtig entscheiden, richtig handeln und loslassen, was mich nicht betrifft – dies sind die Weisheiten einer entspannten Mentalität. Das Gebet eines abendländischen Mönches faßt diese Ideen zu sammen:

Herr, lehre mich,
zu handeln, wo ich handeln kann,
loszulassen, wo ich nichts tun kann,
und gib mir die Klugheit, das eine vom anderen zu
unterscheiden.

Ein in diesem Sinne entspannter, aufmerksamer Mensch ruht in seiner Mitte und wird dadurch auch zum Mittelpunkt menschlicher Gemeinschaft. Seine gute »Erdung« macht die Begegnung mit ihm wohltuend und hilfreich. Und eingebunden in erfüllende Beziehungen lebt er in der Harmonie des Gebens und Nehmens.

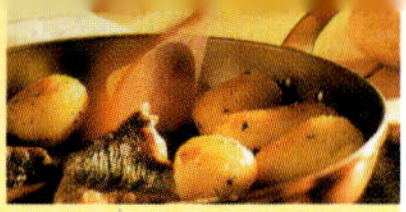

Grübeleien und Sorgen »verknoten« die Milz, sagen die Chinesen. Auch im Westen gibt es die Ansicht, daß viele Magenerkrankungen (Geschwüre, Schleimhautentzündungen) mit unverdauten Sorgen zu tun haben. Ein harmonisches Metallelement hilft beim Loslassen überflüssiger Gedanken (siehe Seite 78ff.).

Um Ihre Erdkraft besser kennenzulernen, können Sie in einer ruhigen Stunde einmal alle Ihre Sorgen und Befürchtungen auflisten. Machen Sie sich anschließend anhand dieser Liste bewußt, für welche der genannten Bereiche, für welche Probleme Sie wirklich aktive Lösungen entwickeln können. Alle übrigen (Sorgen um andere Menschen, Sorgen um die Zukunft und so weiter) packen Sie – in Ihrer Vorstellung – in eine große Schachtel, die Sie mit einem Band in Ihrer Lieblingsfarbe verschnüren. Dieses Paket übergeben Sie nun mit einer liebevollen Bitte um Fürsorge jener Ebene, die größer und weiser ist als Sie: Ihrem Schutzengel, der Schöpferkraft, dem Kosmos, dem Schicksal oder einfach anonym allen beschützenden Kräften zwischen Himmel und Erde.

Anzeichen für Ungleichgewicht im Erdelement

- Alle Erkrankungen, die in der Folge von feucht-kaltem oder feucht-schwülem Wetter auftreten, beispielsweise Erkältungen, Magen-Darm-Grippen oder auch Magenverkühlungen.
- Alle Erkrankungen des Oberbauches und des Magens: zum Beispiel Diabetes, Stoffwechselstörungen, Magengeschwüre, Magenübersäuerung, Blähungen, Völlegefühl, Gefühl des Aufgedunsenseins, Übelkeit, Erbrechen und Aufstoßen.
- Erkrankungen des Bindegewebes, Bindegewebsschwäche, rheumatische Erkrankungen, entzündliche Prozesse und Stoffwechselschlacken im Bindegewebe.
- Erkrankungen der Mundhöhle: Soor, Aphthen, Zahnfleischprobleme, Entzündungen der Mundschleimhaut, Lippenherpes.
- Übergewicht und Untergewicht, Eßstörungen wie Magersucht oder Bulimie.
- Völlegefühl und Müdigkeit besonders nach den Mahlzeiten.
- Heißhungeranfälle.
- Extreme Vorliebe für oder Abneigung gegen alles Süße.
- Neigung zu grübeln und sich zu sorgen.

Mit Hilfe des nachfolgenden Tests erfahren Sie, ob Ihr Erdelement zur Zeit im Gleichgewicht ist. Ein gestörtes Gleichgewicht im Erdelement kann mit wärmender, Yang-betonter Nahrung ausgeglichen werden. Ist das Erdelement in Harmonie, beschenkt es Sie mit dem süßen Gefühl zufriedener Ruhe, glücklicher Beziehungen und dem freien Fluß harmonischer und kreativer Gedanken. Wenn Sie ein Ungleichgewicht feststellen, halten Sie sich zwei bis drei Wochen lang an die Empfehlungen, und machen Sie dann den Test noch einmal. Zählen Sie bitte, wie viele der folgenden Aussagen auf Sie momentan zutreffen. Für jedes »Ja« geben Sie sich einen Punkt.

TIP

Um den freien Fluß Ihrer Erdenergie und Ihre »Erdung« zu unterstützen, ist es hilfreich, täglich ein- oder zweimal die Hände für 20 Minuten auf die Innenseite der Knie zu legen. Hier befinden sich wichtige Akupunkturpunkte des Milz- und des Magenmeridians, die durch die Wärmeenergie der Hände angeregt werden.

Test: Ist mein Erdelement im Gleichgewicht?

- Ich fühle mich oft schlapp und müde.
- Meine Hände und/oder Füße sind meist unangenehm kalt.
- Ich leide oft nach Mahlzeiten unter Völlegefühl und Aufgeblähtsein.
- Über Probleme denke ich oft tagelang nach, ohne eine befriedigende Lösung zu finden.
- Häufig habe ich Heißhungeranfälle.
- Süßes könnte ich unbegrenzt essen, auch wenn ich mich anschließend nicht wohl fühle.
- Wenn ich nachts wach liege, grüble ich lange über unerledigte Dinge und offene Fragen nach und kann nicht mehr einschlafen.
- Kurz nach dem Essen habe ich häufig schon wieder Hunger.
- Meine Beine fühlen sich oftmals schwer und geschwollen an.
- Meistens fühle ich mich nach der Mahlzeit ausgelaugt, wie erschlagen.
- Ich leide unter Übergewicht, und die Pfunde wollen auch bei größter Disziplin nicht verschwinden.
- Es fällt mir schwer, harmonische, fröhliche Beziehungen zu anderen Menschen zu pflegen, auch wenn ich es gerne möchte.

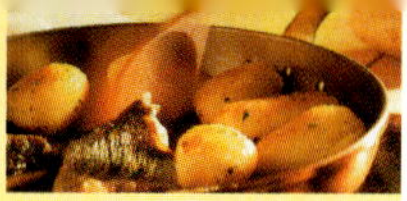

Auswertung

1–6 Punkte: Ihr Erdelement ist vorübergehend nicht im Gleichgewicht. Bitte achten Sie darauf, ausreichend Lebensmittel aus den Kategorien »neutral«, »warm« und »heiß« des Erdelementes zu sich zu nehmen und die kühlen und kalten Nahrungsmittel nur als seltene Ergänzung einzusetzen. Genießen Sie öfter eine warme Mahlzeit und ein warmes Getränk, und »yangisieren« Sie die Nahrung (siehe »Gesundheitstips für den Yin-Typ«, Seite 22).

7–12 Punkte: Ihr Erdelement ist aus dem Gleichgewicht geraten. Bitte legen Sie den Schwerpunkt auf die neutralen, warmen und heißen Lebensmittel des Erdelementes. Verzichten Sie auf Kuhmilch und Milchprodukte (außer Butter und Sahne) und auch auf Rohkost und rohes Obst. Ihre Nahrung sollte gekocht sein und viel Yang enthalten (siehe »Gesundheitstips für den Yin-Typ«, Seite 22). Falls Sie sich unbedingt Lebensmittel aus den Kategorien »kühl und kalt« wünschen, sollten Sie diese vor dem Verzehr mit Yang anreichern (Hitze zuführen und Feuchtigkeit reduzieren; siehe »Yangisieren«, Seite 22). Achten Sie auf Ruhe und ausreichend Zeit, um Ihre Mahlzeiten entspannt genießen zu können. Innerhalb von zwei bis drei Wochen wird Ihr Erdelement bei Berücksichtigung dieser Empfehlungen energetisch wieder im Gleichgewicht sein. Zur Prüfung wiederholen Sie diesen Test. Sollte sich nach diesem Zeitraum keine Änderung Ihrer Testwerte ergeben haben, suchen Sie bitte einen erfahrenen TCM-Spezialisten auf.

TIP

Der Kampf gegen die Süßigkeiten und ein schlechtes Gewissen wegen zuviel ungesunder Schleckereien gehören der Vergangenheit an, wenn Sie Ihren Speiseplan mit der natürlichen Süße des Erdelementes bereichern.

Energieausgleich im Erdelement

Mit den im folgenden vorgestellten Gerichten beglücken Sie Ihre Milz und schenken Ihrem Erdelement einen harmonischen Energiefluß. Ihr Erdelement fügt sich dann in den Kreislauf aller Fünf Elemente ein und spendet Ihnen das wohltuende Gefühl irdischer Geborgenheit und guten Genährtseins. Spüren Sie oft spontanen Heißhunger auf Süßes? Dies ist ein Hilfeschrei Ihres Erdelementes, das unter Energiemangel leidet. Ihr Körper sendet Ihnen Signale, damit Sie ihm über Ihre Speisenwahl zu neuer Energie verhelfen. Berücksichtigen Sie diese Botschaft, so werden Sie bestimmt mit größerem Wohlbefinden belohnt. Die Lebensmittel im Erdelement sind vorwiegend süß. Wenn Sie genügend neutrale, warme und heiße Nahrung der Erde zu sich nehmen, wird Ihr Verlangen nach Industriesüße gewiß nachlassen. Ganz ohne Disziplin und Verzicht bringen Sie Ihr Erdelement so ins Gleichgewicht.

Lebensmittel des Erdelementes

kalt/kühl	neutral	warm/heiß
Öle und Fette	Hirse	Dinkel
Erbsen	Kartoffel	Fenchel
Milchprodukte	Kalbfleisch	Rindfleisch
Birne	Dattel	Nüsse

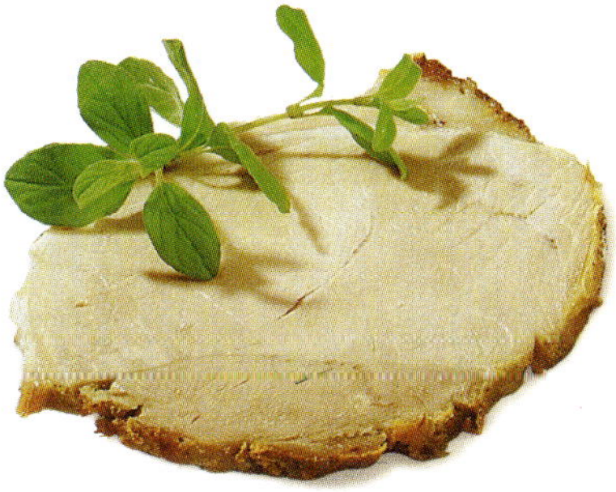

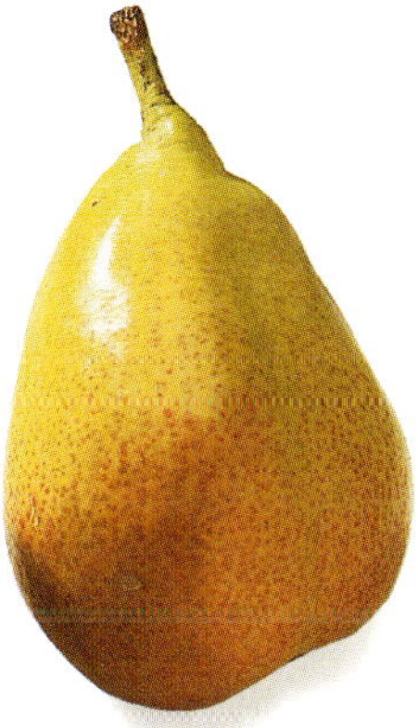

Mit der Nahrung das Erdelement unterstützen

Unser Verdauungsapparat ist heute vielfältigem Streß ausgesetzt. Rasche Mahlzeiten, Fast-food-Produkte, chemische Zusatzstoffe in Lebensmitteln, Nahrung, die nach langen Transportwegen ihre Kraft eingebüßt hat, ein hektisches Leben, Sorgen – all das schwächt das Milz- und Magen-Qi. Um Ihr Erdelement auszubalancieren, sollten Sie sich angewöhnen, ruhig und genußvoll zu speisen.
Ein geschwächtes Erdelement benötigt zu seiner Stabilisierung auch ein ausgewogenes Feuerelement als Fütterer. Und das nachfolgende Metallelement sollte genügend versorgt sein, um der Erde nicht zuviel Energie abzuverlangen.

Frische Lebensmittel, sorgfältig ausgewählt und liebevoll zubereitet, bilden die Basis einer guten Küche. In den buddhistischen Klöstern Asiens durften nur die Mönche in der Küche arbeiten, die bereits einen höheren Grad geistiger Harmonie erreicht hatten. Denn die Energie des Kochs fließe in die Mahlzeit … »Liebe geht durch den Magen«, »Man ist, was man ißt« – auch Sprichwörter unseres Kulturraumes zeugen von der Bedeutung einer bewußt gewählten und richtig zubereiteten Nahrung.

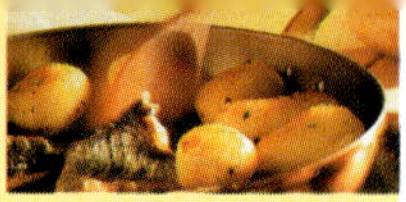

Kochrezepte

Die Gerichte sind für jeweils vier Personen berechnet. Die Angaben in Klammern hinter den Zutaten stehen für das jeweilige Element (H = Holz, F = Feuer, E = Erde, M = Metall, W = Wasser).

Fünf-Elemente-Salzkartoffeln: Wichtig ist vor allem die Reihenfolge der Zutaten.

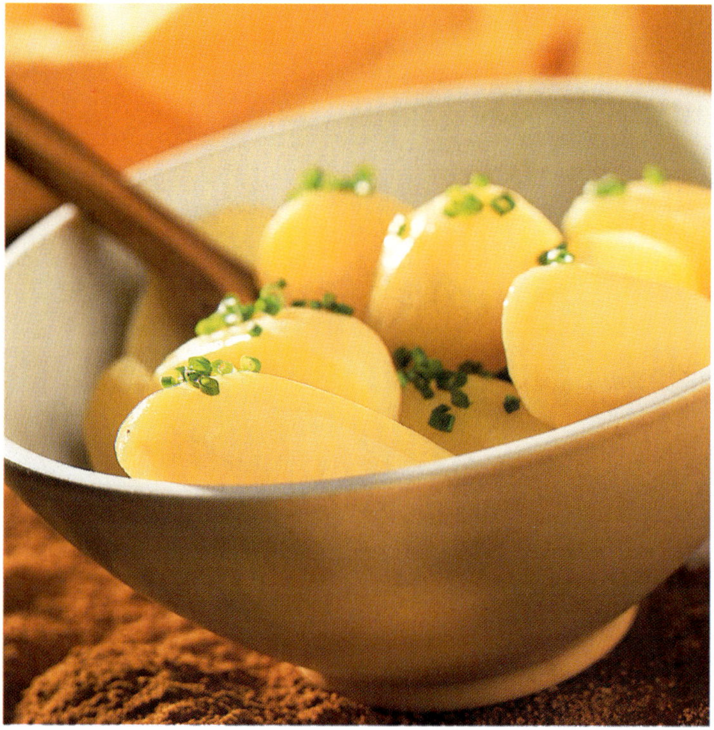

Die im Zyklus der Fünf Elemente zubereiteten Salzkartoffeln stärken Ihr Erdelement.

Salzkartoffeln

Seit Einführung der Kartoffel in Europa im 18. Jahrhundert erfreut sich dieses erdbetonte Lebensmittel großer Beliebtheit. Tatsächlich kräftigen Kartoffeln sowohl Yin als auch Yang im Erdelement, stellen Säfte bereit und bauen Qi auf. Salzkartoffeln eignen sich als leichte Kost für Genesende, als Diät bei Magen-Darm-Infekten und enthalten reichlich Kohlenhydrate.

1 Die Kartoffeln (E) waschen, schälen, halbieren und in einen Topf geben. Die Knoblauchzehe (M) schälen und zusammen mit der Muskatnuß (M) ebenfalls in den Topf geben.

2 Das Wasser (W) angießen und mit Meersalz (W) vorsichtig salzen. Den Zitronensaft (H) und die Wacholderbeeren (F) zu den Kartoffeln geben.

3 Die Kartoffeln im geschlossenen Topf in etwa 20 Minuten garen. Dann die Süßrahmbutter (E) dazugeben und die Kartoffeln mit gemahlenem Pfeffer (M) würzen.

4 Den Schnittlauch (M) waschen, in Röllchen schneiden und die fertigen Salzkartoffeln damit bestreuen. Zum Schluß mit Meersalz (W) vorsichtig salzen.

800 g festkochende Kartoffeln
1 Knoblauchzehe
1/4 Muskatnuß
800 ml Wasser
Meersalz
1 Eßl. Zitronensaft
2 Wacholderbeeren
1 Eßl. Süßrahmbutter
gemahlener Pfeffer
1 Bund Schnittlauch

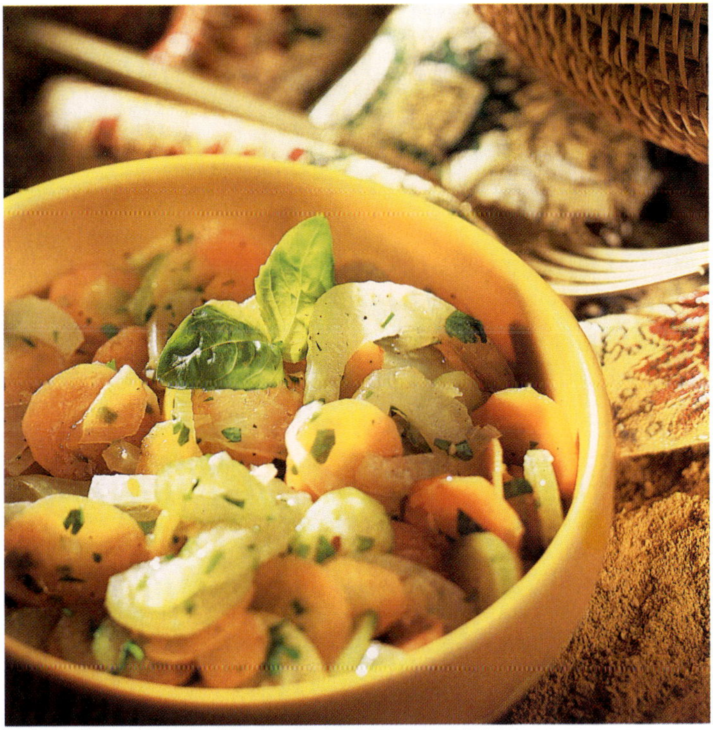

Das Fenchel-Möhren-Gemüse (Rezept Seite 76) unterstützt Ihren Milz-Funktionskreis.

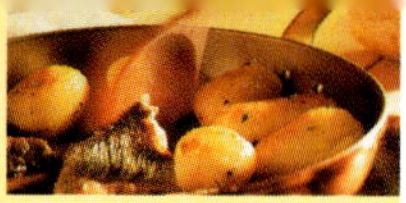

Fenchel-Möhren-Gemüse

Dieses angenehm süßlich-pikante Gemüse enthält alles, was unser Erdelement und die Organe Milz und Magen benötigen. Nehmen Sie es beispielsweise zu sich, wenn Sie als Yin-Typ mehr Wärme benötigen. Aber auch für eine genußvolle Gewichtsreduktion ist dieses Rezept gut geeignet. Essen Sie davon ruhig, soviel Sie möchten – Ihre Pfunde werden trotzdem langsam dahinschmelzen (vorausgesetzt, Sie achten auch in den anderen Elementen aufs Gleichgewicht). Kinder und Genesende können ebenfalls großen Nutzen aus diesem Gericht ziehen.

2 Fenchelknollen
8 Möhren
1 Eßl. Süßrahmbutter
gemahlener Pfeffer
Pimentkörner
1 Zwiebel
1 Knoblauchzehe
Meersalz
1 Eßl. Zitronensaft
1 Bund glatte Petersilie
frisches Basilikum

1 Die Fenchelknollen (E) halbieren, dabei den Strunk drinlassen. Den Fenchel waschen und quer in sehr feine Streifen schneiden. Die Möhren (E) putzen, waschen und fein hobeln oder schneiden.

2 Einen großen Topf mit Deckel auf mittlere Hitze erwärmen, die Süßrahmbutter (E) hineingeben und die kleingeschnittenen Gemüse einfüllen. Mit gemahlenem Pfeffer (M) und Pimentkörnern (M) würzig abschmecken.

3 Die Zwiebel (M) und die Knoblauchzehe (M) pellen, beides fein würfeln und zum Gemüse geben. Alles etwa 10 Minuten schmoren, dabei gelegentlich wenden.

4 Das Fenchel-Möhren-Gemüse mit Meersalz (W) und Zitronensaft (H) würzen. Die Petersilie (H) waschen, die Blättchen von den Stielen zupfen, kleinschneiden und in das Gericht rühren. Das Gemüse zum Schluß mit gewaschenen Basilikumblättern (F) dekorieren.

Kolbenhirse mit Zitrone und grünem Pfeffer

Eine weitere leckere Möglichkeit zur Gewichtsabnahme sowie zur Beruhigung des Magen-Darm-Traktes ist dieses Hirsegericht. Es baut Nieren- und Milz-Yang auf und stärkt Ihr Nieren- und Milz-Qi. Essen Sie davon, soviel Sie mögen, denn es stärkt alle vitalen Kräfte Ihres Körpers: Die Nierenenergie (Wasserelement) wird durch den Genuß des Gerichts ebenso unterstützt wie der Milz-Funktionskreis (Erdelement).

1 Die Kolbenhirse (E) in einen heißen Topf geben und 12 Minuten bei mittlerer Hitze unter Rühren rösten. Wenn die Hirse braune Pünktchen hat und wie frisches Brot riecht, die Pfefferkörner (M) dazugeben, mit Wasser (W) ablöschen.
2 Die Zitrone (H) waschen, mit dem Zestenreißer die Schale abziehen und in die Hirse geben. Die Bocksdornfrüchte (F) hinzufügen und alles bei geschlossenem Deckel in 20 Minuten garen. Dann den Herd abschalten, die Hirse jedoch noch weitere 10 Minuten quellen lassen.
3 Die Butter oder das Nußöl (E) nach Geschmack darübergeben und das Gericht mit Pfeffer (M) und Meersalz (W) abschmecken.

250 g Kolbenhirse
15 g grüne Pfefferkörner
600 ml Wasser
1 unbehandelte Zitrone
5 Bocksdornfrüchte
etwas Süßrahmbutter oder Nußöl
gemahlener Pfeffer
Meersalz

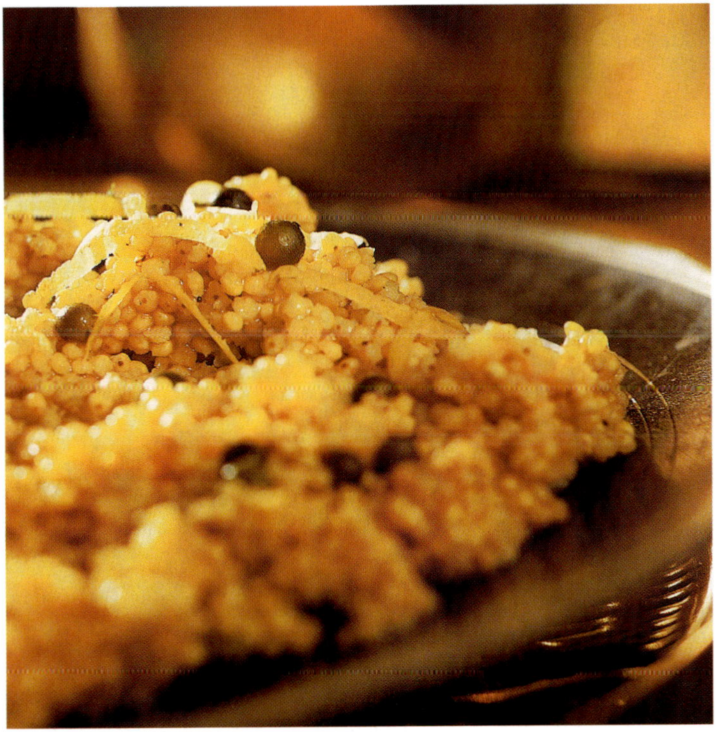

Die Kolbenhirse gehört zu den neutralen Lebensmitteln im Erdelement.

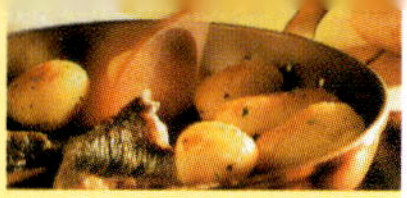

Zu Gast im Metallelement

Der Spätsommer ist vorüber, es wird Herbst, und Trockenheit zieht ein. Sie läßt Blätter und Blüten verdorren, so daß sie herabfallen und sich im Winter zu Humus verwandeln. Die Herbstenergie ist die Kraft des Abschieds – Wehmut und Trauer legen sich über die Pracht des vergangenen Sommers – und Vorbereitung auf das große winterliche Schweigen.

Im Herbst bereitet sich die Natur auf den Winter vor – lassen Sie es ruhig zu, daß Sie dem Sommer ein wenig nachtrauern.

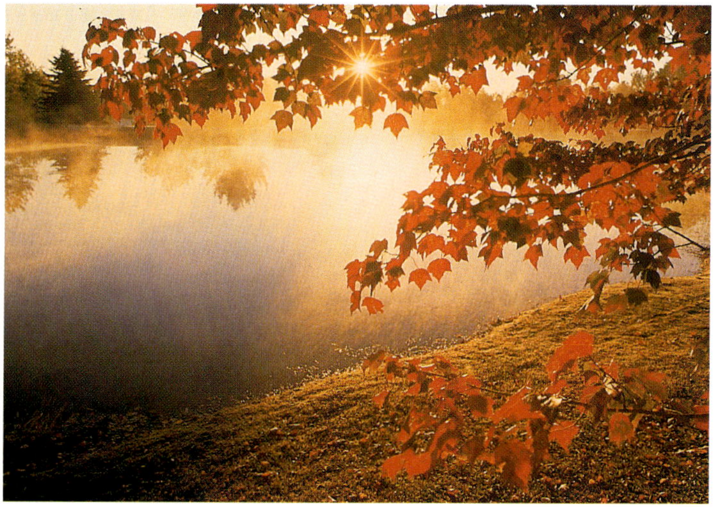

Trotz seiner Farbenpracht weist der Herbst – Jahreszeit des Metallelementes – auf Abschied hin.

Entsprechungen des Metallelementes

Das Entsprechungssystem der Fünf Elemente ordnet dem Metallelement die Jahreszeit Herbst und auf der körperlichen Ebene den Funktionskreis der Lunge zu. Ein Aufseufzen im Moment des Abschieds, das ewig rhythmische Ein und Aus der Atmung, der letzte Hauch, mit dem das Leben sich verströmt – dies sind die Qualitäten der Herbstzeit, die neben Abschied gleichzeitig einen Neubeginn verheißt, einen vertrauensvollen Übergang von einer Stufe des Seins zur nächsten.

Element der Trauer

Wer in Zeiten der Trauer im Kummer verharrt, den Mut verliert, vor der Hingabe an die neue Stufe zögert, erlebt eine Disharmonie im Metallelement. Übergroße Trauer schädigt die Lungen, ebenso wie übergroße Trockenheit auf der äußeren Ebene das Gleichgewicht des Metallelementes stört. Trauer ist die Gefühlsqualität des Metallelementes. Und wie jede Emotion, so sollte auch die Trauer den ihr zustehenden Platz bekommen, immer wenn es notwendig wird, Abschied zu nehmen. Nach einer Zeit des In-sich-gekehrt-Seins und der Stille verlangt das Lebendige, die Freude am Leben dann wieder nach ihrem Recht. Menschen, die jahrelang trauern und darüber ihre eigene Vitalität nicht mehr spüren können, erfahren eine Stagnation im Metallelement. Der Fluß der Kräfte zum nächsten Abschnitt hin ist bei ihnen blockiert.

Gefühle erkennen und zulassen

Lauschen Sie in einer ruhigen Stunde einmal nach innen, um herauszufinden, welches Ihrer Gefühle – Trauer oder Wut etwa – vielleicht schon über lange Zeit zu wenig Platz in Ihrem Inneren bekommen hat. Nehmen Sie dann dieses Gefühl wie einen Gast wieder liebevoll in Ihrem »Haus«, in Ihrer Seele auf. Hören Sie zu, was dieser Gast Ihnen zu sagen hat, welche Lebensweisheiten er Ihnen schenken kann. Und erlauben Sie ihm, seine Qualitäten Ihrem ganzen Wesen hinzuzufügen.
Trauer und Abschied gehören im westlichen Kulturkreis ebenso wie Ärger und Wut zu den gesellschaftlich wenig geachteten Gefühlen. Schon früh wird Kindern gezeigt, daß Gefühlsäußerungen wie Weinen und offensichtliches Trauern unerwünscht sind. Besonders Jungen wird dieses »Seelentraining« zugemutet, was später bei den erwachsenen Männern oft große Spannungen verursacht, weil die Gefühle, die immer unterdrückt wurden, sich gestaut haben.
Nach der traditionellen chinesischen Lehre kontrolliert Metall das Holz. Analog dazu überdecken Trauer und Depression häufig eine nicht eingestandene und in der Folge nicht ausgelebte Wut.

»‹

»... Wohlan denn, Herz, nimm Abschied und gesunde!«

(Hermann Hesse)

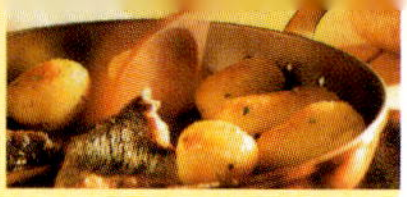

Transformation und Transzendenz: Ein ausgewogenes Metallelement öffnet Ihnen mit seiner Energie die Tür zu spirituellen Erfahrungen und zu den feinen Schichten jenseits der konkret faßbaren Welt.

Anzeichen für Ungleichgewicht im Metallelement

- Alle Krankheiten, die einem das Gefühl vermitteln, »an die Grenze zu kommen«; alles, was die Notwendigkeit einer Wandlung spürbar macht.
- Alle Erkrankungen der Atemwege: akute und chronische Nebenhöhlenentzündungen, Schnupfen und Husten, akute grippale Infekte; Pseudokrupp und spastische Bronchitis, chronische Bronchitis, Lungenentzündung, Asthma; Zwerchfellverspannungen, die zu Gefühlen der Atemnot führen; Hyperventilation (zu rasches Atmen aus nervöser Anspannung); Lungentuberkulose.
- Alle Erkrankungen des Dickdarms: Neigung zu Durchfall oder Verstopfung, Dysbiose (Fehlverteilung der Darmkeime) mit daraus folgender Immunschwäche; Pilzerkrankungen des Darms mit heftigen Blähungen.
- Erkrankungen, die regelmäßig im Herbst auftreten: die »Herbst- und Winter-Depression«, Asthma in der kühlen Jahreszeit; Grippeerkrankungen, Hauterkrankungen, die immer im Herbst ausbrechen.
- Alle Erkrankungen, die mit Trockenheit einhergehen: trockene Haut und Schleimhaut; Trockenheit von Augen, Nase und Mund; Austrocknung der Verdauungsprodukte (Verstopfung), trockener Husten.
- Erkrankungen der Haut und Schleimhaut: trockene Ekzeme (bei heftigem Juckreiz gehören diese ins Holzelement) und Flechten; Entzündungen und Eiterungen der Haut (Akne, Impetigo, Furunkel), schwer heilende Haut nach Verletzungen; Schuppung, Rötung, Reizung, »empfindliche Haut«.
- Alle Erkrankungen und Persönlichkeitsstörungen, die mit Trauer und Kummer einhergehen; gedrückte Lebensstimmung, Schüchternheit, häufiges Seufzen, Pessimismus, depressive Stimmungen mit Rückzugswunsch, Schwierigkeit, sich auf neue Lebensabschnitte einzustellen und Altes loszulassen; Sammeltrieb (nichts wegwerfen können).
- Extremes Verlangen nach oder Abneigung gegen den scharfen Geschmack.

Mit Hilfe des nachfolgenden Tests erfahren Sie, ob Ihr Metallelement in diesem Moment im Gleichgewicht ist oder ob es gerade Unterstützung durch den Speiseplan benötigt. Wenn Sie feststellen, daß Sie ein Energiedefizit im Metallelement haben, ernähren Sie sich anschließend eine Zeitlang entsprechend den untenstehenden Empfehlungen. Wenn Sie den Test in ein paar Wochen noch einmal machen, werden Sie feststellen: Das Metallelement ist besser im Gleichgewicht – dank der richtigen Ernährung.
Zählen Sie bitte, wie viele der folgenden Aussagen auf Sie zutreffen. Für jedes »Ja« geben Sie sich einen Punkt.

Test: Ist mein Metallelement im Gleichgewicht?

- Ich leide häufig/dauernd an Erkrankungen der Atemwege (Schnupfen, Husten, Stirnhöhleneiterungen).
- Mein Immunsystem ist geschwächt.
- Ich fühle mich oft/meist traurig und bedrückt.
- Ich habe ein großes Verlangen nach scharfen Speisen.
- Ich leide häufig unter Durchfall oder Stuhlverstopfung.
- Meine Verdauung (Stuhlkonsistenz und -häufigkeit) ist unregelmäßig.
- Jeder Abschied fällt mir sehr schwer.
- Scharfe Speisen vertrage ich überhaupt nicht.
- Ich leide unter trockener Haut und trockener Schleimhaut.
- Oft bin ich verschleimt, ohne wirklich erkältet zu sein.
- Meine Freunde sagen mir, daß ich häufig seufze.
- Meine Stimme ist eher leise.

Wenn Sie einen Infekt nach dem anderen bekommen, ist vermutlich Ihr Immunsystem geschwächt. Stärken Sie es, indem Sie Ihr Metallelement unterstützen!

Auswertung

1–6 Punkte: Ihr Metallelement ist vorübergehend etwas unharmonisch. Bitte wählen Sie neutrale und kühlende Lebensmittel aus dem Metallelement als Basis Ihres Speiseplans. Nahrungsmittel der übrigen Kategorien können ergänzend verwendet werden. Falls Sie sich sehr müde und energielos fühlen, würzen Sie Ihre Speisen regelmäßig mit einer dezenten Schärfe, um Ihrem Metallelement Energie zuzuführen.

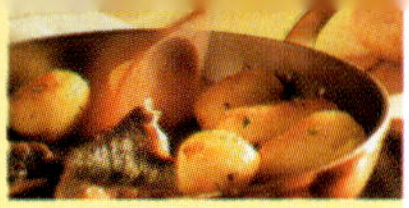

7–12 Punkte: Ihr Metallelement ist – zumindest in der letzten Zeit – energetisch nicht ausgewogen. Bitte würzen Sie Ihre Speisen wenigstens eine Zeitlang mit einer für Sie angenehmen Schärfe, und beachten Sie dabei genau das jeweils aktuelle Bedürfnis. Wählen Sie bevorzugt Nahrungsmittel der Kategorien »neutral« und »kühl« aus dem Metallelement (siehe beiliegendes Poster), wenn Sie sich oft nervös und unruhig fühlen. Sind Sie dagegen häufig müde und fühlen Sie sich ausgelaugt, so wählen Sie als Schwerpunkt Ihres Speiseplans neutrale und warme Nahrung aus dem Metallelement. Eine Atemtherapie kann zusätzlich Ihr Lungen-Qi unterstützen.

»Im Atemholen sind zweierlei Gnaden: Die Luft einziehen, sich ihrer entladen. Jenes bedrängt, dieses erfrischt; so wunderbar ist das Leben gemischt. Du danke Gott, wenn er dich preßt, und dank ihm, wenn er dich wieder entläßt.«

(Johann Wolfgang von Goethe, »Talismane«)

Energieausgleich im Metallelement

Ihr Metallelement (und somit Ihr Lungen-Funktionskreis) wird Ihnen die Versorgung mit der entsprechend richtigen Nahrung danken, indem es Ihnen neues Wohlbehagen schenkt. Und mit der seelischen Entspannung im Metallelement (lesen Sie dazu auch die Seiten 115 bis 122) werden Sie lernen, in jedem Abschied, in jeder Loslösung von Altem, vielleicht längst Überholtem auch das Geschenk eines – vielversprechenden – Neubeginns zu entdecken. Die Kraft des Metallelementes vermag Ihnen dann die pikante Würze des Lebens zu zeigen und hilft Ihnen, die Gesetze der ewigen Wandlung und Transformation auf positive Weise zu erleben.

Richtig Atmen bringt neue Energie

Die richtige Atmung kann Ihr Metallelement unterstützen: Sie können dann beispielsweise bei jedem Einatmen neue Kraft schöpfen, und mit jedem Ausatmen lassen Sie alles, was Sie nicht mehr zum Leben brauchen, was überflüssig geworden ist, los, um Platz für Neues, für eine neue Lebensphase zu schaffen.
Aus der verbundenen Kraft der Mitte (des Erdelementes) schöpft das Metallelement. Und das im energetischen Fütterungszyklus darauf folgende Wasserelement vollendet den Prozeß der Verwandlung und erlaubt die Schaffung neuen Lebens beziehungsweise den Eintritt in einen neuen Lebensabschnitt.

Lebensmittel des Metallelementes		
kalt/kühl	**neutral**	**warm/heiß**
Langkornreis	Kresse	Lauch
Zwiebeln	Knollensellerie	Senf
Radieschen	Pfirsich	Nelke
Rettich	Gans	Huhn
Hase	Gemse	Curry
Pfefferminze	Bohnenkraut	Meerrettich
Kohlrabi		Hirsch

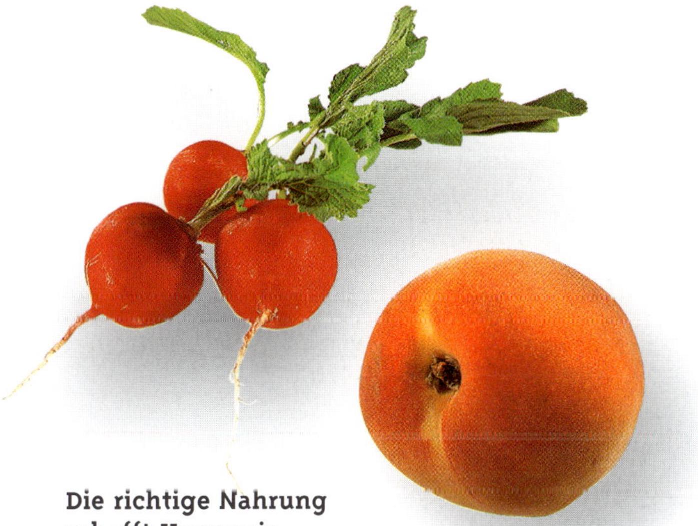

Die Würze des Lebens wird spürbar, wenn Sie Ihr Metallelement harmonisch ausbalancieren. Pikante Speisen öffnen Nase und Lunge für den Duft der freien Entfaltung.

Die richtige Nahrung schafft Harmonie

Indem Sie die Lebensmittel, die das Metallelement stärken und in seinen Funktionen fördern, aufnehmen, wirken Sie auch auf das nachfolgende Wasserelement positiv ein. Natürlich ist auch ein ausgeglichenes Erdelement, das ja das Metallelement füttert, für eine ausgewogene Ernährung wichtig. Ein wenig Schärfe kann einen energetischen Ausgleich im Metallelement schaffen. Körper und Seele erholen sich, sie geben sich dem steten Fluß des Lebens hin und bereiten sich vor auf die Reise zu neuen Wegen, zu neuen Lebensabschnitten.

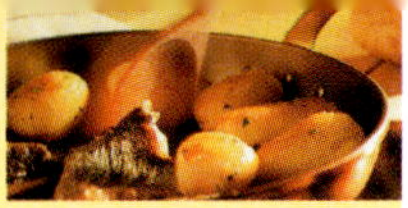

Kochrezepte

Die Gerichte sind für jeweils vier Personen berechnet. Die Angaben in Klammern hinter den Zutaten stehen für das jeweilige Element (H = Holz, F = Feuer, E = Erde, M = Metall, W = Wasser).

Radieschen unterstützen Ihr Metallelement optimal.

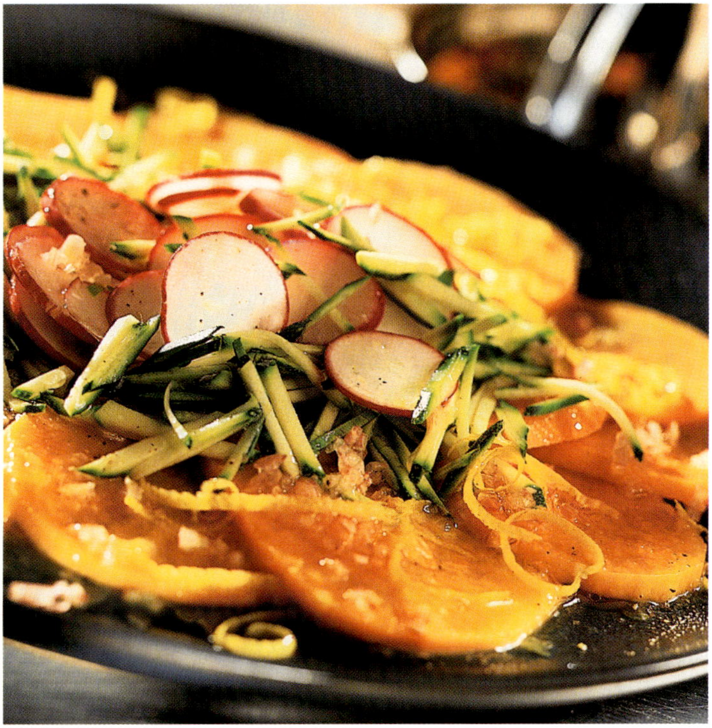

Der schmackhafte Salat aus Süßkartoffeln unterstützt Ihr Metallelement.

Süßkartoffelsalat

Mit dem Salat aus Süßkartoffeln und Radieschen füttern Sie Ihr Metallelement ebenso wie die »Mutter« dieses Elementes, die Erde. Durch ein gut gestärktes Milz-Yang (Erdelement) werden Qi und Säfte der Lunge (Metallelement) gestärkt. Lang anhaltende, erschöpfende Erkrankungen der Atemwege erhalten durch diese Mahlzeit eine gute Heilungsunterstützung.

1 Die Kartoffeln (E) waschen, schälen und in dünne Scheiben hobeln, auf einen Dämpfeinsatz legen, diesen in einen Topf mit kochendem Wasser hängen. 3 bis 4 Minuten dünsten, herausnehmen und in Kreisen auf Tellern verteilen.

2 Je Portion 1 Eßl. Olivenöl (E) darübergießen, mit reichlich Pfeffer (M), wenig Salz (W) und Balsamicoessig (H) würzen.

3 Von der gewaschenen Zitrone (H) mit einem Zestenreißer die Schale abschälen, die Kartoffeln damit dekorieren. Mit Paprikapulver (F) bestäuben.

4 Den Zucchino (E) waschen, in Streifen hobeln und mit dem Messer in feinste Stifte schneiden. Die Zucchinostifte über den Salat geben und den Orangensaft (E) darüberträufeln.

5 Das restliche Olivenöl (E) in eine Schale geben, die Schalotten (M) pellen, fein würfeln und dazugeben. Über dem Salat verteilen.

6 Radieschen (M) waschen, putzen und in Scheiben schneiden, über den Salat geben, vorsichtig salzen (W).

2 Süßkartoffeln
6 Eßl. Olivenöl
gemahlener Pfeffer
Meersalz
Balsamicoessig
1 unbehandelte Zitrone
Paprikapulver
1 Zucchino
2 Eßl. frisch gepreßter Orangensaft
2 Schalotten
2 Bund Radieschen

Radieschensalat

Dieser erfrischende Salat putzt die Atemwege frei und bringt Lungen-Qi (Metall) in den Umlauf. Blockierungen lösen sich, Ihr Metallelement kann sich in den Elemente-Zyklus einreihen und die Nieren (Wasser) füttern.

1 Radieschen (M) waschen, putzen, scheibeln, auf Tellern pfeffern (M), salzen (W) und mit Essig (H) würzen.

2 Mit Staudensellerie-Blättchen (H) einen Kranz legen, mit Paprikapulver (F) bestäuben. Rucola (F) waschen und fein schneiden, jeweils etwas davon in die Kranzmitte setzen.

3 Die Möhren (E) waschen, putzen, in Stifte hobeln und auf den Tellern verteilen.

4 Die Frühlingszwiebeln (M) waschen und in Ringe schneiden, auf die Möhrenstifte geben und mit Curry (M) abschmecken.

5 Jeweils 1 Teel. Wasser (W) und etwas Zitronensaft (H) darübergießen. Den Radieschensalat mit Feldsalat (F) krönen und mit Olivenöl (E) übergießen. Wer mag, kann bei Tisch noch mit gemahlenem Pfeffer (M) und Meersalz (W) würzen.

2 Bund Radieschen
gemahlener Pfeffer
2 Prisen Meersalz
2 Eßl. Essig
Staudensellerie-Blättchen
Paprikapulver
1 Bund Ölrauke (Rucola)
2 Möhren
1 Bund Frühlingszwiebeln
2 Prisen Currypulver
4 Teel. Wasser
Zitronensaft
Feldsalat
2 Eßl. Olivenöl

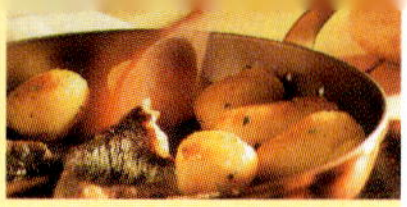

Kombinieren Sie die Gerichte, und essen Sie zu den Perlhuhnbrüstchen zum Beispiel den Radieschensalat.

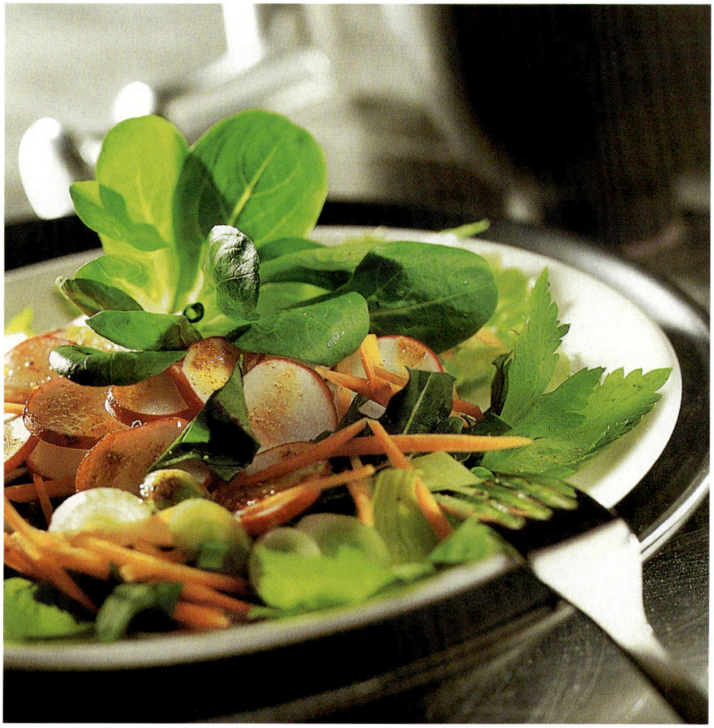

Radieschen und Rucola ergänzen sich in diesem Salat (Rezept Seite 85) hervorragend.

Knusprige Perlhuhnbrust auf Stampfkartoffeln

Die köstliche Perlhuhnbrust mit Stampfkartoffeln stärkt die Milz und den Magen (Erdelement) und stimuliert die Lungenenergie (Metallelement). Ihr Lungen-Funktionskreis profitiert davon doppelt: durch die Perlhuhnbrüstchen aus dem Metallelement direkt und über den Fütterungszyklus durch das Erdelement indirekt.

Dieses Gericht ist eine vorzügliche Mahlzeit für die ersten kalten Herbsttage, denn über das dadurch gestärkte Lungen-Qi können – so die Ansicht der Traditionellen Chinesischen Medizin – Krankheitserreger vom Körper ferngehalten werden.

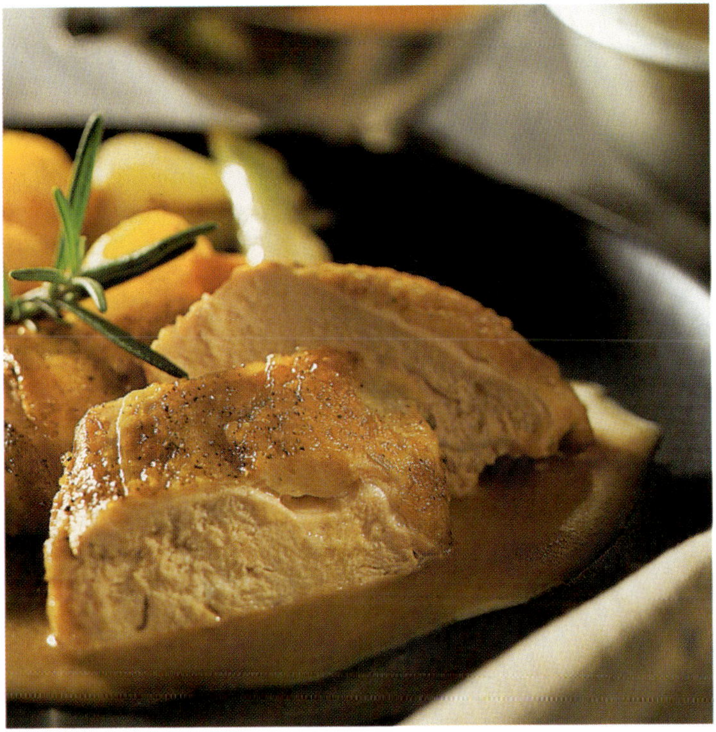

Die Perlhuhnbrüste servieren Sie mit Soße und Kartoffeln.

1 Kartoffeln (E) waschen, schälen, vierteln. Möhren (E) putzen, kleinschneiden. Beides in einen Topf geben. 1 Knoblauchzehe (M) und 1 Schalotte (M) pellen und mit Wasser (W) dazugeben, mit Salz (W), Zitrone (H) und Paprika (F) würzen. 30 Minuten garen. Herd abschalten.

2 Milch (E) und 100 ml Sahne (E) über die Kartoffeln gießen. 2 Eßl. Butter (E) in einer Pfanne bräunen, darübergeben. Pfeffern (M), salzen (W), zerstampfen. Bei 75 Grad im Ofen warm halten.

3 (Neuer Zyklus:) Pfanne erwärmen. Übrige Butter (E) darin schmelzen, pfeffern (M). Perlhuhn (M) mit Haut nach unten hineinlegen. Übrige Schalotten (M) und Knoblauch (M) pellen, dazugeben. Perlhuhn 12 Min. braten. Herausnehmen, salzen. Bratensatz mit Brühe (W) lösen. Wein (H), Rosmarin (F) und Paprika (F) dazugeben, mit Sahne (E) binden.

800 g mehligkochende Kartoffeln
400 g Möhren
3 Knoblauchzehen
3 Schalotten
600 ml Wasser
Meersalz
Zitronensaft
Paprikapulver
200 ml Milch
120 g süße Sahne
3 Eßl. Süßrahmbutter
gemahlener Pfeffer
4 Perlhuhnbrüste
200 ml Brühe (oder Wasser)
200 ml Weißwein
1 Zweig Rosmarin

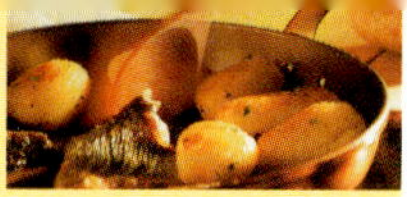

Zu Gast im Wasserelement

Im Winter, wenn alle Natur erstorben zu sein scheint, sammelt die Erde Kraft für einen neuen Wachstumszyklus. Dunkelheit und Kälte schützen das noch unsichtbare Leben bis zum neuen Frühling. Zuviel Kälte aber bedroht es. Wasser erstarrt und wird zu Eis – dann ist das Wasserelement blockiert.

!

Leben entsteht im Wasser: Verborgen im Dunkeln, umgeben von Wasser, reifen Mensch und Tier bis zur Geburt; und verborgen in feuchter Erde keimen Pflanzensamen. Wasser ist das Lebenselixier, das unseren Planeten grün und fruchtbar macht.

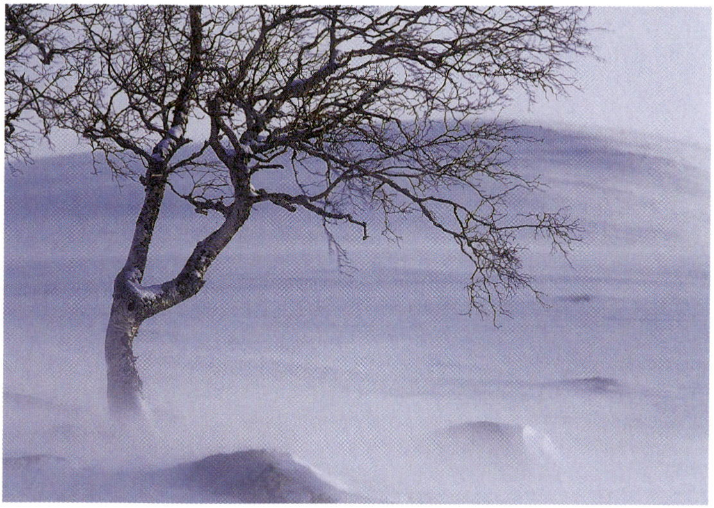

Der Winter, Kälte, Schnee und Eis gehören nach der Fünf-Elemente-Lehre zum Wasserelement.

Entsprechungen des Wasserelementes

Nach chinesischer Tradition entspricht dem Wasserelement im menschlichen Körper der Funktionskreis der Nieren. Die Nieren – wasserfilternde und -ausscheidende Organe – bergen die vergängliche Lebenskraft, das Qi.
Jeder Mensch erhält eine begrenzte Menge Lebenskraft von der Schöpfung. Wie in einem kleinen Töpfchen ist sie in den Nieren gespeichert, und es gilt, ein Leben lang klug mit diesem Schatz hauszuhalten. Sogar die Kraft der Zeugung neuen Lebens liegt in den Nieren.

Die Erbenergie der Nieren kann nur auf zwei Wegen ergänzt werden: durch die Atmung und durch die Nahrungsaufnahme. Es lohnt sich also auf jeden Fall, Ihr Wasserelement über die Nahrung zu stabilisieren. Denn ein starker Nieren-Funktionskreis verspricht ein langes und kraftvolles, erfülltes Leben.

Element der Ängstlichkeit

Ist Ihr Wasserelement aus dem Gleichgewicht geraten, ist Ihnen also etwas »an die Nieren gegangen«, so wird Ihre Sicherheit erschüttert – Angst und Furcht sind die Folge. Doch Angst stört die Nierenkraft, und ein disharmonisches Wasserelement erhält die Furcht aufrecht. Das Leben ist entweder »versalzen«, oder aber es fehlt Ihnen im Gegenteil das »Salz des Lebens«.
Ängstliche Menschen, die »mit dem Rücken zur Wand stehen«, erleben ebenfalls den Energiemangel des Wasserelementes. Denn der Blasenmeridian (die Energieleitbahn im menschlichen Körper, die zum Wasserelement gehört, wie auch der Nierenmeridian) überzieht als die längste Energiebahn unseres Körpers den gesamten Rücken bis hinunter an die kleinen Zehen.

Die dynamische Geburt

Gut geschützte und gewärmte Nieren schenken uns die Vitalität, die wir benötigen, um uns im Leben unseren Platz zu erobern. Ständige Angst und Unruhe dagegen – Zeichen eines unausgewogenen Nieren-Funktionskreises – hindern uns daran, das Leben wirklich zu erproben und auszuschöpfen.
Gefesselt im Wasserelement, vermeiden wir den notwendigen Schritt der dynamischen Geburt. »Dynamische Geburt« bedeutet Durchbruch und Neubeginn, und dies erfordert immer Mut und Kraft. Alle Lebenskräfte drängen nach Licht, um dann im nachfolgenden Holzelement die Kraft des Frühlings zu verwirklichen. Halten wir unsere Lebenskräfte aber ängstlich im dunkeln verborgen, erleben wir nur Teile unseres Potentials und träumen vielleicht unser Leben lang zaghaft und vergeblich von den – verlorenen – Chancen.

Furcht und Angst sind ursprünglich biologisch schützende und arterhaltende Emotionen. Furcht und Flucht im richtigen Moment sichern das Leben. Zuviel Furcht jedoch behindert – in diesem Fall helfen ausgleichende Lebensmittel der salzigen Geschmacksqualität.

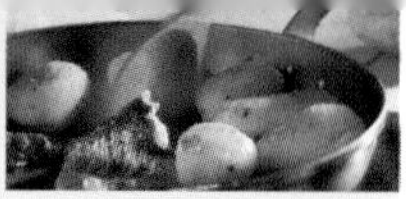

Anzeichen für Ungleichgewicht im Wasserelement

- Erkrankungen, die als Folge von Kälte oder Unterkühlung entstehen: Erkältung, Blasen- und Nierenerkrankungen aufgrund kalter Füße; allgemeines Frösteln, kalte Hände und Füße; Asthma, das sich durch Kälte verschlimmert (diese Störung betrifft sowohl Wasserelement als auch Metallelement).
- Rückenschmerzen und Bandscheibenprobleme, insbesondere der unteren Wirbelsäule.
- Alle Erkrankungen der Harnwege, zum Beispiel Blasenerkrankungen (Reizblase, Blasenentzündung), Nieren- und Nierenbeckenentzündung, Niereninsuffizienz, häufige Infekte der ableitenden Harnwege; Nierensteine und Nierenkoliken.
- Ohrenerkrankungen: beispielsweise Tinnitus, Hörsturz, Schwerhörigkeit, Otosklerose (Verfestigung der Gehörknöchelchen).
- Erkrankungen der Knochen: Knochenabbau (Osteoporose), Entzündungen der Knochen, Neigung zu Knochenbrüchen und verzögerte Knochenheilung.
- Angst und Furcht, Phobien (einschränkende Ängste vor Menschenmengen, Tieren, engen Räumen, großen Plätzen, hohen Orten, wie z. B. Aussichtstürmen, Krankenhäusern, Brücken), ängstliche Grundstimmung; Existenzängste (besonders dann, wenn kein Anlaß dazu besteht), Ängste um die Gesundheit (um die eigene Gesundheit und die der Angehörigen), Schreckhaftigkeit, Prüfungsangst, Angst vor neuen Situationen.
- Alle Erkrankungen und Probleme, die immer im Winter auftauchen: Erkältungen über die gesamte Winterzeit, Blasen- und Nierenerkrankungen, die immer in der kalten Jahreszeit einsetzen; Husten und Asthma immer im Winter; die Wintergrippe, Hauterkrankungen, die sich im Winter verschlimmern (die Schuppenflechte, Psoriasis, gehört beispielsweise sowohl dem Wasserelement als auch dem Metallelement an).
- Extreme Vorliebe für oder Abneigung gegen den salzigen Geschmack.

Ein Bild für die Entsprechungen des Wasserelementes: der Hase. Hasen haben sehr kleine Nieren, aber große Ohren, sie sind oft auf der Flucht und sind enorm zeugungsfähig.

Wenn Sie die Psychologie Ihres Wasserelementes erforschen möchten, nehmen Sie sich ein wenig Zeit, um herauszufinden, welche Ihrer Ideen und Ziele noch im dunkeln schlummern, weil Sie sich die Verwirklichung bisher nicht zugetraut haben. Stellen Sie sich vor, daß eine gute Fee Ihnen alle Fertigkeiten verleiht, die Sie zur Erreichung der ersten Schritte benötigen: Mut, Selbstvertrauen, Zuversicht, Lebensneugier ... Drehen Sie innerlich einen kleinen Film, in dem Sie sehen, wie Ihr Ziel schon Wirklichkeit geworden ist. Malen Sie sich diesen Film so schön aus, wie Sie können. Stellen Sie sich vor, was Ihre Freunde und Bekannten sagen werden, wenn sie Sie so erleben. Spüren Sie, wie es sich anfühlen wird, Ihr Ziel erreicht zu haben. Genießen Sie das Gefühl, daß im Kosmos alles vorhanden ist, was Sie sich wünschen. Freuen Sie sich auf Ihren Frühling, der aus dem gestärkten Wasserelement erblühen wird.
Mit dem folgenden Test erfahren Sie, ob Ihr Wasserelement zur Zeit im Gleichgewicht ist oder Unterstützung durch Wärme und Nahrung benötigt. Falls dies der Fall ist, halten Sie sich eine Zeitlang an die Empfehlungen in der Auswertung, und dann machen Sie den Test noch einmal.
Zählen Sie bitte, wie viele der folgenden Aussagen auf Sie zutreffen. Für jedes »Ja« geben Sie sich einen Punkt.

»Und wo Gefahr ist, wächst das Rettende auch.«

(Friedrich Hölderlin)

Test: Ist mein Wasserelement im Gleichgewicht?

- Ich erkälte mich rasch.
- Ich benötige viel Salz (oder würde gern viel verwenden).
- Alles Neue ist mir unheimlich.
- Ich leide unter chronischer Erschöpfung.
- Ich hätte gern mehr erotisches Verlangen.
- Oft leide ich unter Kreuzschmerzen.
- Ich muß extrem häufig Wasser lassen.
- Wenn mir kalt wird, habe ich rasch eine gereizte Harnblase.
- Meine Freunde bezeichnen mich als ängstlich.
- Ich habe nächtliche Schweißausbrüche mit Kältegefühl.
- Ich friere rasch und benötige immer eine Hülle mehr.
- Ich liebe heiße Außentemperaturen.

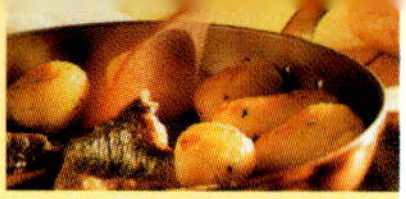

Auswertung

1–6 Punkte: Ihr Wasserelement ist phasenweise, wahrscheinlich nur vorübergehend im Ungleichgewicht. Bitte essen Sie deshalb täglich Nahrungsmittel aus den Kategorien »neutral«, »warm« und »heiß« des Wasserelementes, und nehmen Sie die kühlen und kalten Nahrungsmittel des Wasserelementes nur in Ausnahmefällen zu sich. Sollten Sie jedoch einmal ein besonderes Verlangen nach gerade diesen Speisen haben, ist es auf jeden Fall günstig, sie vor dem Genuß zu yangisieren (siehe »Gesundheitstips für den Yin-Typ«, Seite 22).

7–12 Punkte: Ihr Wasserelement braucht Unterstützung, um wieder richtig zu »funktionieren«. Bitte wählen Sie aus diesem Grund für alle Mahlzeiten neutrale, warme und heiße Lebensmittel aus dem Wasserelement. Verzichten Sie so lange auf kühlende und kalte Lebensmittel, bis Sie wieder eine wohltuende Körperwärme verspüren. Yangisieren Sie Ihre Nahrung (siehe »Gesundheitstips für den Yin-Typ«, Seite 22). Trinken Sie mehrmals am Tag ein Glas heißes, 15 Minuten gekochtes Wasser. Und achten Sie auch darauf, Ihre Füße immer warm zu halten (tragen Sie warme Socken – falls nötig, auch im Bett!), denn der Nierenmeridian, die Energieleitbahn des Körpers, die für die Nieren »zuständig« ist, hat in der Mitte der Fußsohle seinen Ausgangspunkt.

Tip

Orientieren Sie sich an dem diesem Buch beigefügten Poster, um die momentan für Sie richtigen Lebensmittel auszuwählen.

Energieausgleich im Wasserelement

Das Nieren-Qi, Basis unseres Lebens, sollte immer gut gepflegt und unterstützt werden. Daß es sich im Gleichgewicht befindet, erkennen Sie an einer wohligen Körperwärme und an einer frischen Lebensfreude, mit der Sie Ihre alltäglichen Aufgaben gerne und mühelos bewältigen. Aber neben dem Wasserelement sollten sich natürlich auch alle anderen Elemente im Gleichgewicht befinden, um den harmonischen Energiefluß in Ihrem Organismus zu gewährleisten.

Eine ausgewogene Speisenkomposition berücksichtigt die Bedürfnisse jedes der Fünf Elemente und nährt Ihr Nieren-Qi, das als Kraftreservoir die Basis eines gesunden Lebens bildet.

Lebensmittel des Wasserelementes

kalt/kühl	neutral	warm/heiß
Gerste	Pflaume	Aubergine
Soja	Möhren	Himbeeren
Seezunge	Muscheln	Schwein
Steinbutt	Karpfen	Brasse
Scholle	Hering	Makrele
Kalbsniere	Wels	Aal

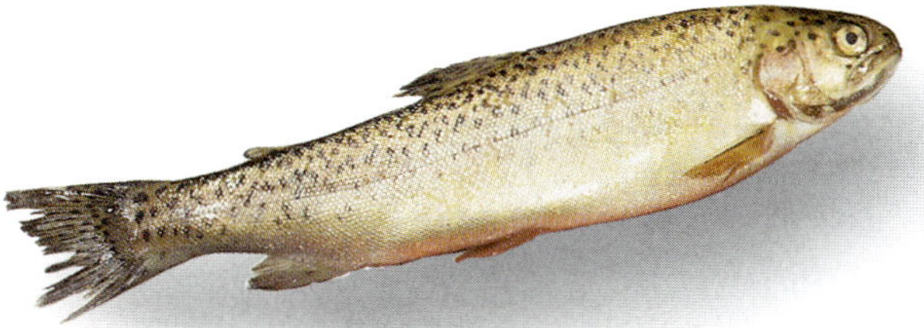

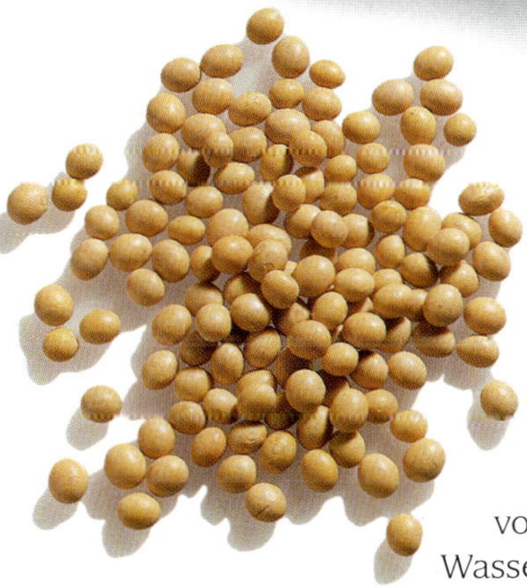

Unterstützen Sie Ihr Qi mit der Nahrung

Zur Unterstützung des Wasserelementes ist zum Beispiel der Verzehr von Fisch gut geeignet, aber auch viele andere Lebensmittel fördern dieses Element. Zur Ausgewogenheit ist es jedoch auch wichtig, daß vor allem das vorhergehende, das Wasserelement fütternde Metallelement sowie natürlich alle anderen Elemente individuell richtig »ernährt« und unterstützt werden.

Mit den folgenden Gerichten können Sie Ihr Wasserelement in Harmonie bringen und damit die kostbare Erbenergie, Qi, behüten. Alle Zutaten der einzelnen Rezepte werden im Zyklus, im Uhrzeigersinn des Elementekreises der Reihe nach in den Zubereitungsprozeß gegeben. Und mit jedem durchlaufenen Kreis steigern Sie die Gesamtenergie der Speise erneut.

Zur Unterstützung des Wasserelementes eignen sich die in diesem Element lebenden Tiere: die Fische.

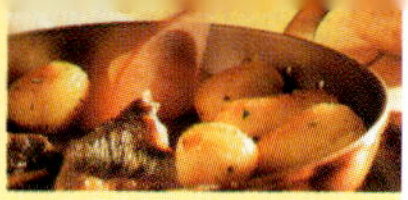

Kochrezepte

Die Gerichte sind für jeweils vier Personen berechnet. Die Angaben in Klammern hinter den Zutaten stehen für das jeweilige Element (H = Holz, F = Feuer, E = Erde, M = Metall, W = Wasser).

Omelett mit Schellfisch

Beim Genuß dieses Gerichtes werden Sie selbst entdecken, welche Elemente versorgt werden:
Die angenehm entspannende Wärme breitet sich vom Bauch (Erdelement) bis zum Rücken (Wasserelement) aus und steigt dann hoch, so daß alle Tischgäste bald fröhlich und mit geröteten Wangen ins Gespräch kommen.
Für Ihr Nieren-Qi gibt's (fast) nichts Besseres!

Kaum zu glauben, daß ein Omelett so raffiniert schmecken kann! Die weiche Konsistenz des Omeletts erfreut den Gaumen, und der würzige Fisch präsentiert sich in diesem Gewand besonders appetitlich.

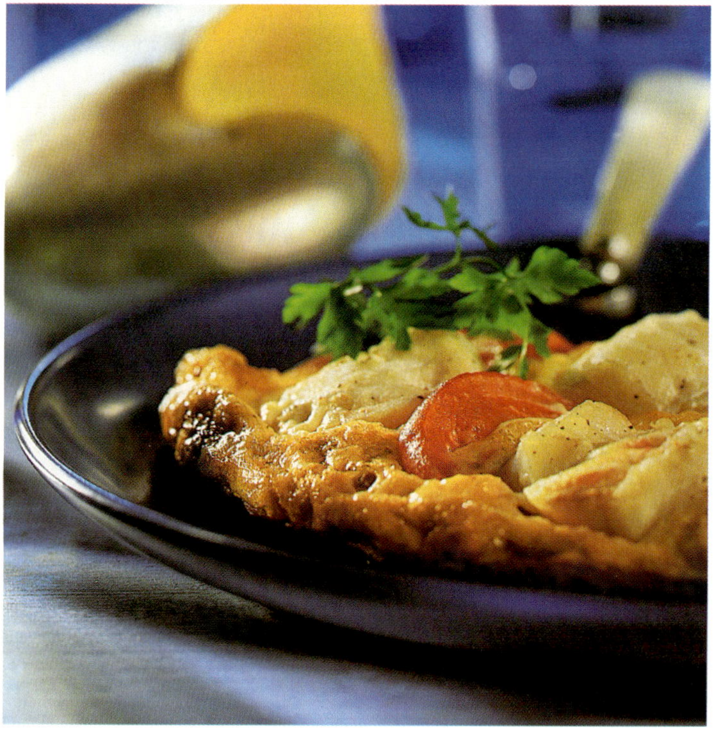

Das leckere Omelett mit Fisch unterstützt Ihr Wasserelement.

4 große braune Champignons (Egerlinge)
1 Eßl. Süßrahmbutter
6-8 Eier (beste Qualität)
2 Zwiebeln
gemahlener Pfeffer
1/2 Knoblauchzehe
250 g Schellfischfilet
2 Tomaten
1 unbehandelte Zitrone
Paprikapulver

1 Die Champignons (E) mit einem Tuch abreiben und fein schneiden oder hobeln. Eine feuerfeste Form mit der Süßrahmbutter (E) einfetten und die Pilze hineinlegen. Den Backofen auf 220 Grad vorheizen.
2 Die Eier (E) in einer Schüssel sehr vorsichtig verrühren (nur so kann das Omelett nachher richtig aufgehen). Die Zwiebeln (M) pellen, fein würfeln und über den Eiern verteilen.
3 Diese Mischung über die Champignons in der Form gießen und mit Pfeffer (M) würzen. Den Knoblauch (M) zerdrücken und ebenfalls über die Eier-Zwiebelmischung geben.
4 Das Fischfilet (W) in kleinen Stücken auf der Eiermasse verteilen. Die Tomaten (H) von den Stielansätzen befreien, kurz mit kochendem Wasser überbrühen und die Haut abziehen. Die Tomaten in Scheiben schneiden und auf die Fischstücke legen.
5 Die Zitrone (H) abwaschen, die Schale abreiben und über dem Fisch verteilen, Paprikapulver (F) darüberstreuen.
6 Das Omelett im Backofen (mittlere Schiene, Umluft 200 Grad) in etwa 20 Minuten garen. Es sollte schließlich das doppelte Volumen haben. Verteilen Sie das Fisch-Omelett auf vier Teller.

Geschmortes Weißkraut mit Kürbiskernen

(Rezept Seite 96)
Gerichte mit Weißkraut sind die perfekte Nahrung für die Wintermonate, denn das Kraut kann über eine längere Zeit gelagert werden und spendet Vitamine und Energie, die man gerade in der kalten Jahreszeit für die Gesunderhaltung des Organismus braucht.
Wer den Weißkohl einmal knackig und pikant genießen möchte, wird sich über dieses Rezept mit Kürbiskernen freuen. Mit dem Verzehr dieses Gerichts wird die Energie im Wasserelement (sowohl Nieren-Yin als auch Nieren-Yang) gestärkt, und die Basis unserer Lebenskraft (das Nieren-Qi) erfährt spürbare Unterstützung.

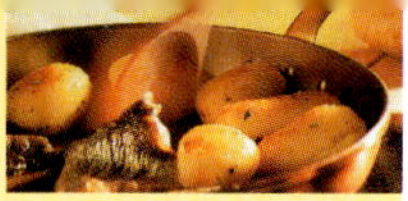

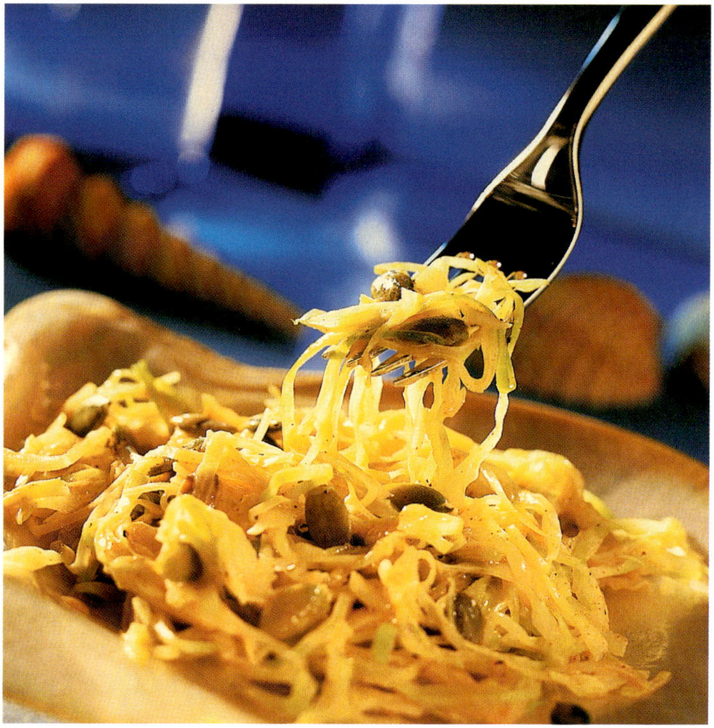

Das geschmorte Weißkraut mit Kürbiskernen – beide Zutaten unterstützen das Wasserelement – paßt gut zu Fischgerichten.

1/2 Weißkohl
1 Eßl. Schmalz
gemahlener Pfeffer
2 Eßl. Kürbiskerne
1 Eßl. Weinessig
1 Teel. Paprikapulver
2 Eßl. süße Sahne

1 Den halben Weißkohl nochmals halbieren. Die äußeren Blätter eventuell (falls sie verschmutzt oder beschädigt sind) entfernen. Den Kohl waschen und kleinhobeln.

2 (Hier beginnt der Zyklus.) Einen großen Gußtopf bei mittlerer Hitze auf den Herd stellen. Das Schmalz (E) hineingeben und mit etwas gemahlenem Pfeffer (M) würzen.

3 Das gehobelte Weißkraut (W) in den Topf geben und im Schmalz 15 Minuten anrösten. Dann die Kürbiskerne (W) zum Kraut geben und ein paar Minuten mitrösten.

4 Den Weinessig (H) zum Kraut gießen. Das Paprikapulver (F) darüberstreuen und das fertige geschmorte Weißkraut schließlich mit der süßen Sahne (E) ablöschen.

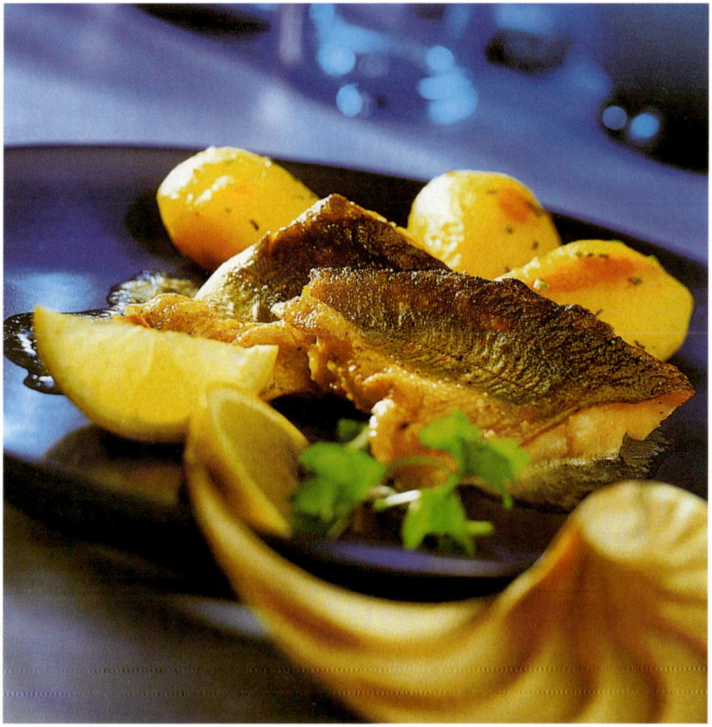

Servieren Sie den Saibling mit Zitrone und Kartoffeln.

Kroß gebratener Saibling

Fische speisen unser Wasserelement und stärken die Nierenenergie. Alle, die sich erschöpft fühlen, können mit diesem Gericht ihr Nieren-Qi anheben.

1 Filets halbieren. Pfanne erwärmen (F), Butter (E) hineingeben und pfeffern (M). Fisch (W) mit der Haut nach unten braten. Er ist gar, wenn oben noch ein glasiger Strich sichtbar ist. Herausnehmen, vorsichtig salzen (W) und im Ofen warm halten (Haut nach oben).

2 Den Bratensatz mit Weißwein (H) ablöschen. Petersilie (H) kleinschneiden und mit Wacholderbeere (F) dazugeben.

3 Sahne (E) hineingießen, mit Currypulver (M) bestäuben und salzen. Filets mit der Haut nach oben auf die Soße legen.

4 Saiblingfilets
1 Eßl. Süßrahmbutter
gemahlener Pfeffer
Meersalz
200 ml Weißwein
1 Bund glatte Petersilie
1 Wacholderbeere
3 Eßl. süße Sahne
Currypulver

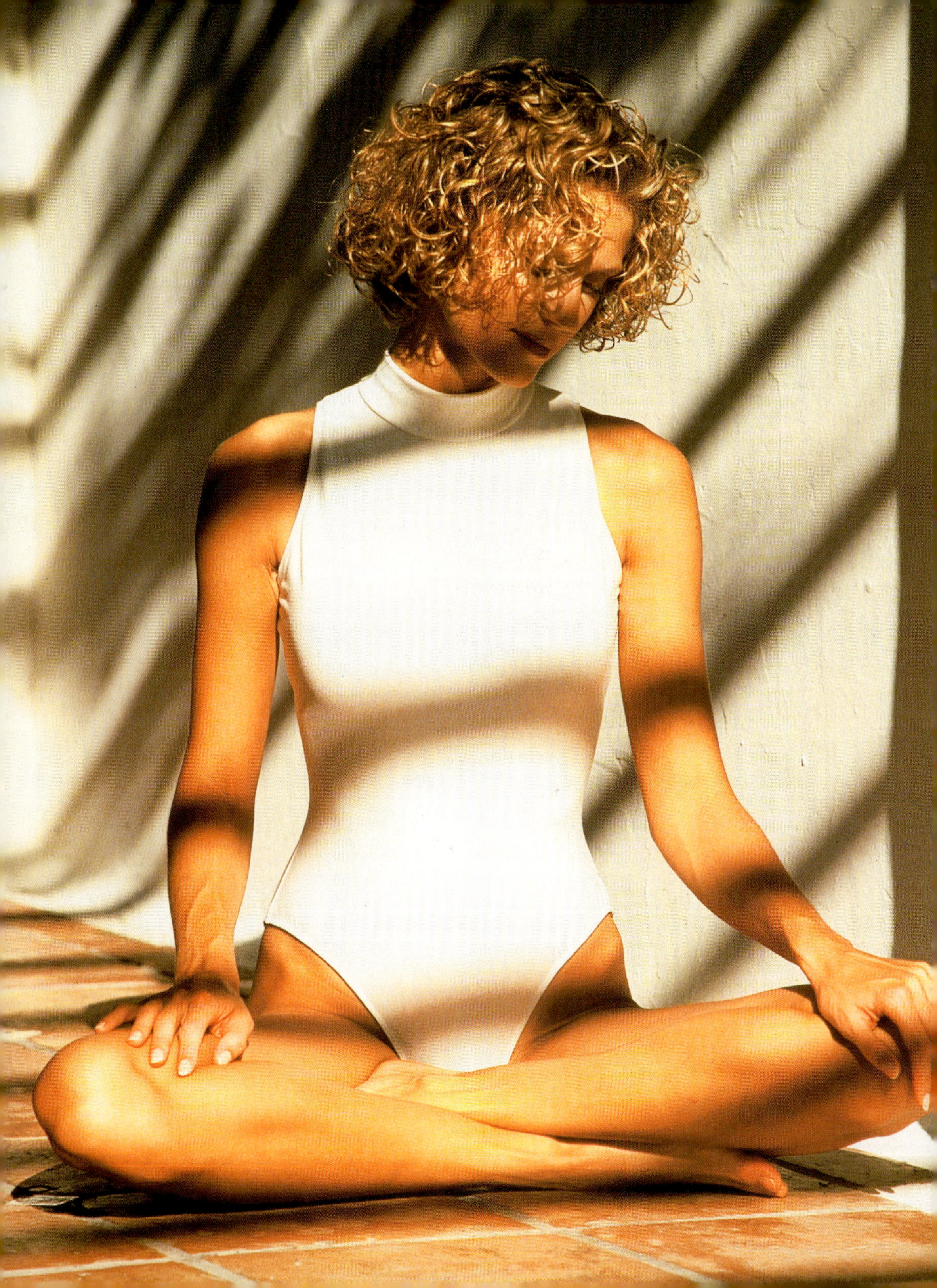

Leben mit den Fünf Elementen

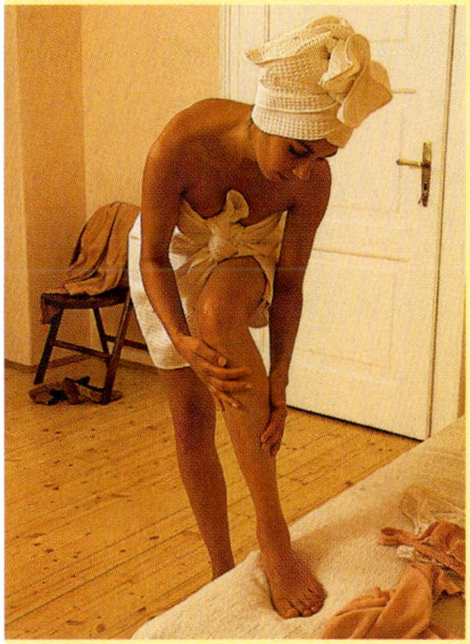

Neben der richtigen Ernährung gibt es viele weitere Möglichkeiten, von Visualisierungs-Übungen bis zum Körpertraining, um unser energetisches Gleichgewicht – Voraussetzung für ein gesundes und glückliches Leben – zu erhalten.

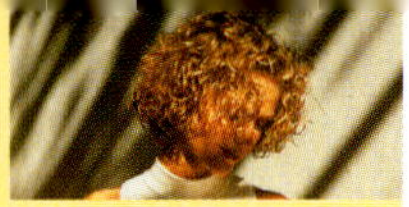

Tips für Körper, Seele und Geist

Ausgewählte Lebensmittel und deren Zubereitung nach den Regeln der Fünf-Elemente-Lehre nähren Ihren gesamten Organismus auf harmonische Weise. Das Modell der Fünf Elemente kann allerdings noch viele weitere Anregungen geben, die Ihre Gesundheit ebenfalls unterstützen.

Was ist Krankheit?

Wie im ersten Kapitel ausgeführt, entsteht Krankheit immer dann, wenn der harmonische Fluß der Lebenskraft Qi blockiert oder fehlgeleitet ist. Die natürliche Ordnung unseres Seins beinhaltet ein ewig fließendes Gleichgewicht verschiedener polarer Kräfte. Ein angeborenes »Kontroll- und Korrektursystem« erkennt Störungen dieses lebendigen Gleichgewichtes und reguliert den Organismus wieder in Richtung seiner natürlichen Ordnung. Einfache Erkrankungen klingen so normalerweise von selbst ab. Erst wenn unsere Selbstheilungskraft ermüdet, können sich ernstere Krankheiten entwickeln. Jede Therapie sollte daher diese körpereigene Fähigkeit zur Selbstheilung unterstützen.

Über Beschwerden bittet unser Körper oder unsere Seele um Hilfe.

Krankheit als Wegweiser

Symptome und Beschwerden sind Hinweise auf ein energetisches Ungleichgewicht im Organismus, die wir verstehen lernen sollten. Um gesund zu werden, müssen wir die tieferen Geheimnisse dieser Botschaft entschlüsseln. Hierbei bietet das Modell der Fünf Elemente eine hilfreiche Struktur. Lassen Sie sich einladen zu einem Spaziergang durch die verschiedenen Ebenen des Fünf-Elemente-Modells, und Ihr Verständnis für Beschwerden und Symptome wird wachsen. Die Symptom-Tabelle in der hinteren Klappe dieses Buches hilft Ihnen dabei, zu erkennen, welche Elemente Sie bei bestimmten Krankheiten oder vorübergehenden Beschwerden besonders unterstützen sollten.

Unterstützung des Holzelementes

Die dynamische Kraft des Holzelementes benötigt ganz besonders den freien Fluß aller Energien. Sie sollten deshalb vor allem für ausreichend körperliche Bewegung sorgen, wenn Ihr Holzelement gestaut ist und Hilfe braucht.

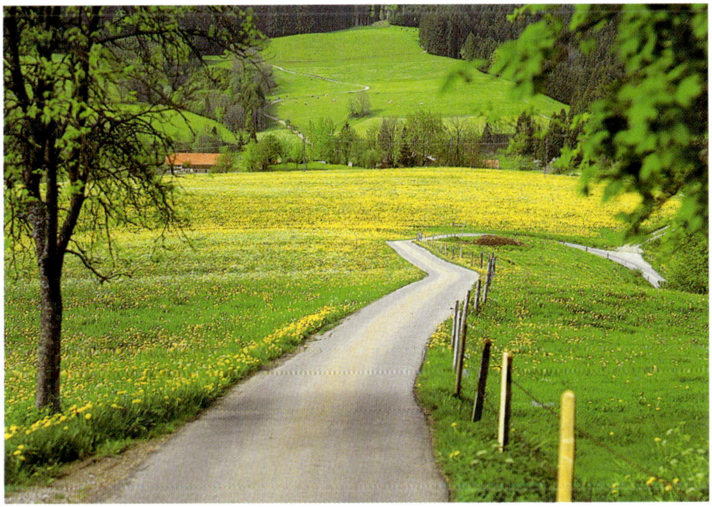

Lassen Sie sich einladen auf einen Spaziergang in der Natur – Ihr Holzelement wird es Ihnen danken.

Bewegung tut not

Fragen Sie sich einmal: Welche körperlichen Aktivitäten haben Ihnen früher viel Freude bereitet? Welche lustvoll erholsamen Hobbys haben Sie in den letzten Jahren vernachlässigt? Vielleicht melden Sie sich wieder einmal bei einem Tanzkurs an. Oder gehen Sie regelmäßig zum Schwimmen oder Wandern.

Erfahrungsgemäß ist es hilfreich, für die »Selbstpflege-Termine« eine ähnliche Planung durchzuführen wie für berufliche und andere Pflichten. Der mit Terminen vollgestopfte Alltag, den viele Menschen heutzutage haben, läßt die ganz

»Bewegung ist das Tor zum Leben«, sagen Forscher der Neurophysiologie. Über Bewegung strukturieren Kleinkinder ihr Nervensystem. Alle Ihre Organsysteme können leichter arbeiten und kommunizieren, wenn Sie beweglich bleiben.

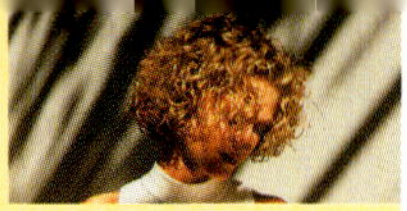

persönlichen Bedürfnisse zu leicht aus dem Blickfeld geraten – besonders jene, zu denen man sich ein wenig aufraffen muß. Mindestens einen, besser noch zwei verbindliche Termine zur Bewegungspflege sollten Sie wöchentlich in Ihren Terminkalender aufnehmen. Ihre Muskeln (Entsprechung des Holzelementes) werden es Ihnen danken!

Passive Bewegung

Neben der aktiven Bewegung sind auch passive Bewegungen des Muskel-, Sehnen- und Gelenkapparates sowie spezielle Übungen eine gute Unterstützung des Holzelementes. Eine entspannende Massage, Akupressurbehandlungen, die Sie selbst durchführen, Fußreflexzonen-Behandlungen, Shiatsu (Druckpunktmassage), Krankengymnastik, Feldenkrais-Übungen, Yoga, Alexander-Technik – die Möglichkeiten einer hilfreichen Therapie sind heute so zahlreich, daß Sie ganz einfach nach Ihren Vorlieben das aussuchen können, was Sie am meisten genießen.
Falls es Ihnen schwerfällt, sich muskulär zu entspannen, helfen Ihnen vielleicht Atemtherapie, die Technik der Progressiven Muskelrelaxation nach Jacobsen, Autogenes Training, Meditation oder Akupunktur dabei.

TIP

Die raschen Bildschnitte von Film und Fernsehen trainieren unser Sehen zwar einerseits, die Augen ermüden aber auch gleichzeitig. Bitte achten Sie auf den richtigen Rhythmus von Anstrengung und Entspannung, und gönnen Sie Ihren Augen immer wieder erholsame Pausen.

Augenpflege

Unsere Augen, die dem Holzelement zugeordneten Sinnesorgane, sind heutzutage einer enormen Reizüberflutung ausgesetzt, die ihnen sehr viel Arbeit abverlangt. Sie sollten deshalb eine liebevolle Pflege erhalten. Nützlich sind das richtige Licht bei der Arbeit, Schutz vor zu intensiver Sonnenbestrahlung, Befeuchtung durch reizlindernde Augentropfen aus der homöopathischen Apotheke (zum Beispiel Augentrost, Euphrasia) und ab und zu eine beruhigende Augenkompresse mit heilsamen Kräuterauszügen (wie Kamille oder ebenfalls Augentrost).

Augen-Entspannung

Setzen Sie sich einmal ganz bewußt an einen Ort im Grünen (Farbe des Holzelementes), und lassen Sie den Blick schweifen; eine harmonische Abwechslung von Nah- und Ferneinstellung trainiert die Augenmuskeln und entspannt

sie gleichzeitig. Falls Sie viel am Computer arbeiten, sind diese Hinweise besonders wichtig. Vielleicht bringen Sie an der Wand vor Ihrem Arbeitsplatz ein beruhigendes Landschaftsbild an, das Sie ab und zu betrachten, um Ihren Augen aus der Ermüdung herauszuhelfen.
Ein gutes Training zur Entspannung der Augen kann auch die Betrachtung von 3-D-Bildern sein. Durch die Koordination auf einen Fernpunkt entspannen sich besonders die Gesichtsmuskeln der Augenpartie.
Und die allerbeste Methode, gleich mehrere Entsprechungen des Holzelementes zu pflegen, ist ein Spaziergang in möglichst unverbauter Natur. Augen, Muskeln, Sehnen, Gelenke, Körper und Seele erholen sich und finden ins harmonische Gleichgewicht.

Die Leber unterstützen

Leber und Gallenblase als Organe des Holzelementes erbringen große Leistungen in der Produktion von Verdauungssäften und zahlreichen anderen Stoffwechsel-Helfern. Mit einem gut gewählten Speiseplan können Sie sie bei diesen Aufgaben unterstützen. Im Frühjahr, der Jahreszeit des Holzelementes, wächst auf allen Wiesen die Heilpflanze fürs Leber-Galle-System: der Löwenzahn. Löwenzahnsalat, frisch gepreßter Löwenzahnsaft oder die homöopathische Pflanzen-Urtinktur des Löwenzahns (Taraxacum) helfen der Leber, ihre Arbeit zu leisten.
Besonders im Frühling sollten Sie Ihr Holzelement pflegen. Auch jede Phase des Neubeginns im Prozeß des Wachsens und Reifens wird gestärkt durch eine gute Fürsorge fürs Holzelement. Wind und Sturm – im tatsächlichen wie im übertragenen Sinne (»stürmische Zeiten«) – fördern und fordern die Leber gleichzeitig.

Visualisierung

Sie können Ihren Leber-Funktionskreis zum Beispiel mit der Kraft Ihrer Vorstellung unterstützen. Den Text der folgenden Übung können Sie sich selbst auf Kassette sprechen, oder lassen Sie sich ihn von einem vertrauten Menschen vorlesen. Die Visualisierungs-Übung können Sie in etwa fünf Minuten durchführen.

TIP

Ein bedeutsamer Akupunkturpunkt für die Leber liegt in der Mitte des Oberbauches direkt unterhalb des rechten Rippenbogens. Sie unterstützen dieses Organ, indem Sie die Stelle ab und zu mit Ihren Handflächen wärmen.

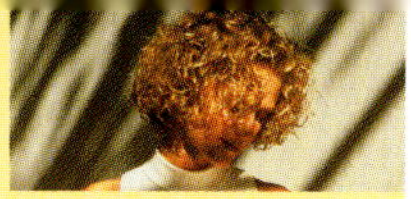

Mit dieser Übung »atmen« Sie all Ihre Anspannung weg und befreien Ihre Leber.

Leber-Entspannung

- Setzen Sie sich bequem auf einen Stuhl oder Sessel, so wie er für Sie angenehm ist
- Stellen Sie sich vor, wie Ihre Leber entspannt arbeitet. Richten Sie Ihre Aufmerksamkeit in den Bereich unterhalb des rechten Rippenbogens, und stellen Sie sich vor, daß ein mildes, türkisfarbenes Licht Ihre Leber einhüllt. Ganz langsam durchdringt dieses Licht alle Leberzellen und erfrischt sie mit neuer Energie.
- Lassen Sie dieses türkisfarbene Licht sich nun in den ganzen Bauchraum hinein ausdehnen.
- Strecken Sie Ihre Arme hoch über Ihren Kopf, atmen Sie tief ein und aus, und stellen Sie sich beim Ausatmen vor, daß alle noch verbliebene Anspannung mit dem Ausatmen aus Ihnen hinausfließt.
- Abschließend nehmen Sie Ihre Füße in die Hände, und massieren Sie sanft auf beiden Seiten den Bereich zwischen erster und zweiter Zehe kreisförmig im Uhrzeigersinn.

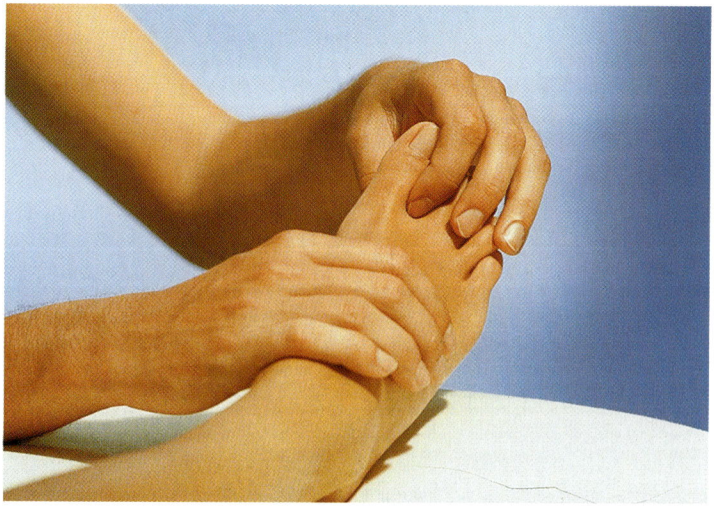

Um die Visualisierungs-Übung zur Leber-Entspannung abzurunden, massieren Sie Ihre Füße.

Der Wut Raum geben

Viele Menschen halten Gefühle wie Zorn und Wut zurück, unterdrücken sie sogar, weil sie ihre Mitmenschen nicht stören – oder gar verletzen – möchten. Um die Kraft des Holzelementes im harmonischen Fluß zu halten, müssen diese »negativen« Gefühle aber Raum erhalten und ausgelebt werden, um eventuelle Energieblockaden oder -stauungen zu vermeiden. Deshalb möchten wir Ihnen einige Tips geben, wie Sie Ihre Wut gefahrlos verwandeln können, ohne daß Sie jemand weh tun oder vor den Kopf stoßen.

Zorn und Wut sind die temperamentvollen Gefühle des Holzelementes. Werden sie festgehalten oder verdrängt, entsteht im Funktionskreis der Leber eine Energieblockade.

Verwandeln Sie Ihre Wut!

- Stellen Sie sich Ihre Wut, Ihren Zorn als feurigen Energieball vor, den Sie zunächst mit aller Kraft aufblasen. Nehmen Sie nun in Ihrer Vorstellung diesen »Wutball« in die Hände und pressen ihn so fest, wie Sie nur können, bis er eine sehr kleine, kompakte Kugel geworden ist. Diese schleudern Sie nun in Gedanken mit aller Kraft von sich.
- Nehmen Sie Papier und Bleistift, und schreiben Sie einen wirklich wütenden Brief – den Sie allerdings nie absenden werden. In diesem geschützten Rahmen dürfen Sie alles sagen, was Sie ärgert und beschäftigt (das ignorante Verhalten Ihres Chefs, der Streß mit kleinen Kindern, Streit mit dem Partner und so weiter). Sie dürfen sich auch alle Kraftausdrücke erlauben, die Sie aus Höflichkeit normalerweise für sich behalten. Wenn Sie schließlich alles aufgeschrieben haben, nehmen Sie den Brief und übergeben ihn an einem sicheren Ort dem Feuer. Das Feuer transformiert und reinigt. Und während Ihr wütender Brief von den Flammen verzehrt wird, stellen Sie sich vor, daß Ihr Holzelement jetzt das Feuerelement füttert. Dabei spüren Sie, wie die Befreiung von Ihrer Wut Freude in Ihnen entstehen läßt.
- Lassen Sie Ihre Wut an einem Kissen aus: Werfen Sie es kraftvoll gegen die Wand, und lösen Sie damit den Qi-Stau in Ihren Muskeln auf. Drehen und quetschen Sie es, bis Sie spüren, daß wieder entspannte Heiterkeit in Ihnen aufsteigt.

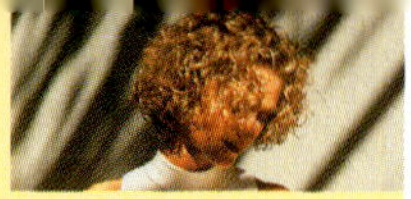

Unterstützung des Feuerelementes

Das Herz-Kreislauf-System mit Blut und Blutgefäßen (Entsprechungen des Feuerelementes) wird gepflegt und trainiert, wenn das vorangehende Holzelement es mit ausreichend Energie füttern kann. Durch Bewegung, eine gesunde Lebensweise und Übungen, die Freude in Ihr Leben bringen, können Sie es zusätzlich unterstützen.

TIP

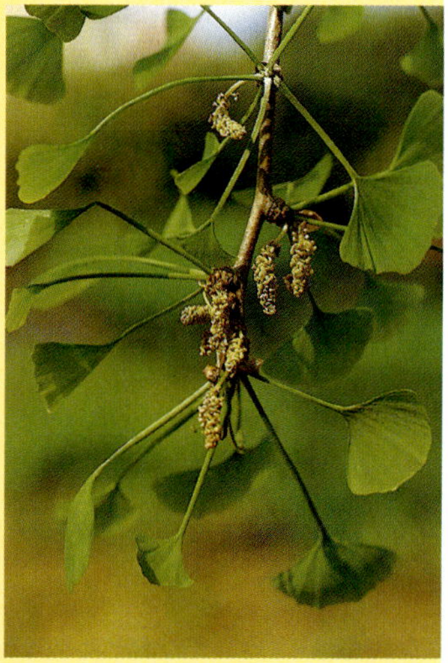

Ginkgo-Präparate fördern die Durchblutung. Bringen Sie außerdem Ihr Herz-Kreislauf-System in Schwung – durch Bewegung und eine gesunde Lebensweise –, und Ihr Feuerelement wird es Ihnen durch Ausgeglichenheit danken!

Fördern Sie Ihre Durchblutung!

Zwei Heilpflanzen sorgen besonders gut für die Durchblutung und somit für die Herzkraft: Ginkgo und Weißdorn (Crataegus). Präparate daraus sollten allerdings immer nur nach Absprache mit dem Arzt genommen werden, weil sie mit dem Behandlungsplan abgestimmt werden müssen.

Herz-Kreislauf-Training

Manche Sport- und Fitneßzentren bieten heute schon ein spezielles Herz-Kreislauf-Training an, das die Organe des Feuerelementes optimal unterstützt. Ausreichend Bewegung und frische, möglichst sauerstoffreiche Luft sind weitere Hilfen für dieses Element.
Der amerikanische Physiker Steven Rochlitz empfiehlt in seinen lehrreichen Büchern unter anderem eine spezielle Übung, die das Herz-Kreislauf-System besonders gut unterstützt (siehe »Bücher, die weiterhelfen«).

Zungenpflege

Ob Ihr Feuerelement im Gleichgewicht ist, sehen Sie auch an Ihrer Zunge. Betrachten Sie Ihre Zunge einmal im Spiegel: Winzige rote Pünktchen oder eine intensiv gerötete Zungenspitze weisen auf Hitze (klimatische Entsprechung des Feuerelementes) hin. Da das Feuerelement durch große Trockenheit gestört wird, sollten Sie in diesem Fall unbedingt ausreichend Flüssigkeit zu sich nehmen (siehe »Gesundheitstips für den Yang-Typ«, Seite 24).

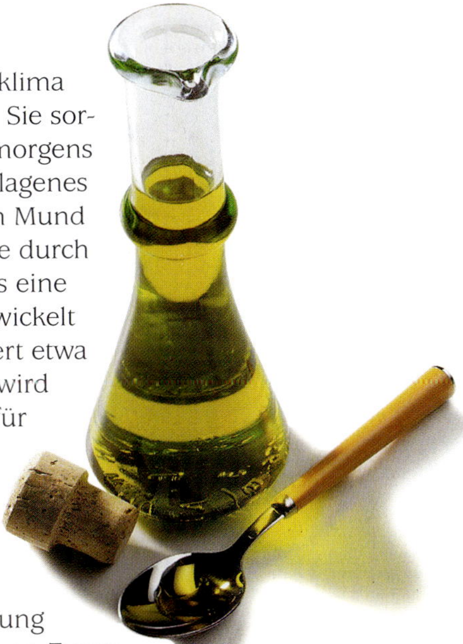

Das Öl-Ziehen

Für ein gesundes Mikroklima der Mundhöhle können Sie sorgen, indem Sie täglich morgens einen Eßlöffel kaltgeschlagenes Sonnenblumenöl in den Mund nehmen und es so lange durch die Zähne saugen, bis es eine wäßrige Konsistenz entwickelt und trüb wird; das dauert etwa zehn Minuten. Danach wird das Öl ausgespuckt (dafür den Abfalleimer benutzen, nicht das Waschbecken!) und der Mund mit einem Aufguß aus Salbei gespült. Diese einfache Behandlung pflegt die Schleimhaut von Zunge (Feuerelement) und Mundhöhle (Erdelement) und beugt Zahnfleischblutungen sowie Paradontose vor.

Unterstützen Sie Ihren Dünndarm

Um Ihren Dünndarm (Hohlorgan im Feuerelement) zu unterstützen, können Sie eine einfache Massage anwenden:

Dünndarm-Massage

- Beginnen Sie mit sanft kreisenden Bewegungen gegen den Uhrzeigersinn (links drehend) vom Bauchnabel aus.
- Lassen Sie diese Kreise zunehmend größer werden, bis sie den ganzen Bauch bedecken.
- Anschließend werden die Kreise wieder kleiner, so daß sie schließlich beim Bauchnabel enden. Wiederholen Sie diese Übung einige Male, solange es Ihnen guttut und Spaß macht.

Zwischen 13 und 15 Uhr ist die sogenannte »Maximalzeit« des Dünndarms. In dieser Zeit ist der Dünndarm sehr stark mit Energie versorgt, und seine Aktivität erreicht ein Maximum. Die Bauchmassage wird dementsprechend um diese Zeit besonders wirksam sein.

»Die Natur heilt auf dreierlei Weise:

- **passiv, statisch durch Ruhe,**
- **aktiv, dynamisch durch Übung,**
- **durch Reaktionen, die eine zielstrebige Bewegung darstellen.«**

(Hippokrates)

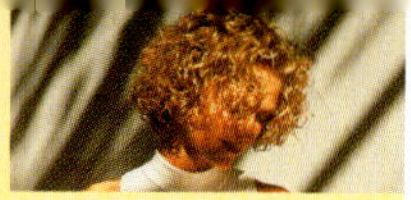

Lassen Sie das Lachen in Ihr Leben!

Anhand kleiner Übungen können Sie Ihre Fähigkeit zur Freude und Ihre Begeisterungsfähigkeit (Entsprechungen des Feuerelementes) stärken.

Übungen der Freude

- Nehmen Sie sich zwei bis drei Stunden Zeit für einen besonderen Spaziergang: Gehen Sie hinaus, und entdecken Sie die Welt noch einmal ganz bewußt mit den neugierig freudigen Augen eines kleinen Kindes. Jeder Stein, jede Pflanze, jede neue Entdeckung wird als freudiges Wunder begrüßt. Versuchen Sie, die besondere Schönheit in jedem Detail zu entdecken, und nehmen Sie sich viel Zeit dafür. Vielleicht kennen Sie auch ein Kind, das Ihnen auf diesem Spaziergang als »Lehrer« dienen kann? Schauen Sie ihm ganz bewußt in die Augen, und erinnern Sie sich dabei an das neugierige Kind, das Sie selbst einmal waren. Es lebt noch in Ihnen und freut sich über Ihre Aufmerksamkeit!
- Welche Tätigkeit hat Ihnen in früheren Zeiten viel Freude geschenkt? Nehmen Sie sich Zeit, wieder einmal ganz bewußt zu tun, was Ihnen Freude schenkt.
- Schenken Sie sich ganz bewußt täglich eine kleine (auch immaterielle!) Freude. Und machen Sie täglich mindestens einem Ihrer Mitmenschen eine Freude.
- Lächeln Sie öfter mal; Ihr lächelndes, freundliches Gesicht wird Sie mit freudigen Reaktionen beschenken, die einen angenehmen Kreislauf in Bewegung setzen. Ein Lächeln wirkt auch physiologisch: Wenn Sie einige Sekunden wirklich lächeln, lösen sich körperliche Spannungen, und schlechte Laune verfliegt.
- Machen Sie vor dem Einschlafen eine kleine Bilanz: Welche Freuden hat mir dieser Tag geschenkt? Wenden Sie Ihre Aufmerksamkeit bewußt nur auf die freudigen Momente des Tages, und beschließen Sie Ihren Tag dann mit einem kleinen Dank an Ihr Herz, das Freude fühlen kann, und an alle, die dazu beigetragen haben, Freude in Ihnen zu wecken.

»«

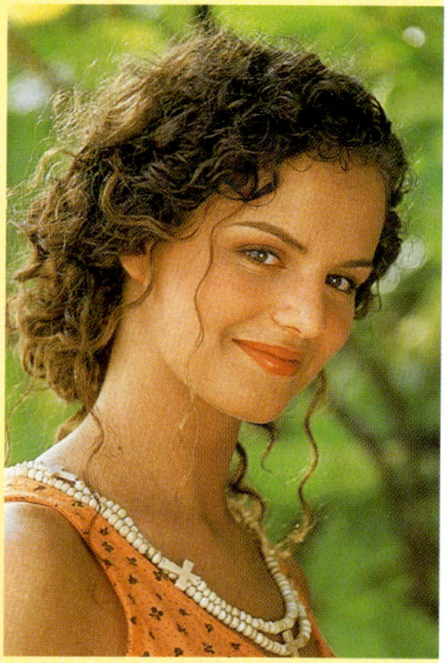

»Lachen und Lächeln sind Tor und Pforte, durch die viel Gutes in den Menschen hineinhuschen kann.«

(Christian Morgenstern)

Unterstützung des Erdelementes

Bindungen im Körper des Menschen und zwischen den Menschen sind Entsprechungen des Erdelementes. Alle Vernetzungen der Ebenen untereinander, innen so wie außen, zeigt uns der Funktionskreis der Milz.

Die Macht der Gedanken

Wir wissen inzwischen, daß jede unserer Handlungen Konsequenzen für unsere Umwelt, ja, für den gesamten Planeten haben kann. Aber auch die Gedanken (Entsprechung des Erdelementes) scheinen als Magnetfelder in Interaktion zu treten: »Gedanken sind Kräfte« – das wußten schon die Dichter zur Zeit der Aufklärung.
In den letzten Jahrzehnten hat die Erkenntnis unserer vernetzten Welt immer größere Dimensionen angenommen. Jede Handlung, jedes Gefühl, jeder Gedanke hat Auswirkungen auf uns und unsere Umgebung. Psychologen haben erkannt, daß etwa 90 Prozent unseres Seins und unserer Kommunikation über unbewußte, noch nicht ausreichend erforschte Kanäle ablaufen. Mit diesem größten Teil unseres Seins stehen wir auf vielen Ebenen in Beziehung: das Gefühl zu wissen, wer anruft, wenn das Telefon läutet; zwei Menschen, die gleichzeitig dieselbe Idee aussprechen; die zeitgleiche Entdeckung einer neuen Erkenntnis von zwei Wissenschaftlern an verschiedenen Orten; Ahnungen, plötzliche Eingebungen (Familienangehörige spüren, wenn einem anderen etwas zustößt); die Geschichte, daß eine Katze »ihren Menschen« nach deren Umzug mehrere hundert Kilometer folgte und sie wiederfand – Erfahrungen dieser Art zeigen uns, daß es Kommunikations- und Vernetzungsebenen geben muß, die bisher noch nicht erforscht wurden. Moderne Physiker haben Erklärungsversuche entwickelt, aber Tatsache ist, daß wir im beginnenden 21. Jahrhundert trotz aller Wissenschaft noch mit einer Fülle von unerklärlichen Phänomenen konfrontiert sind.

Begegnung und Kommunikation auf dem Boden von Selbstsicherheit und gegenseitiger Wertschätzung sind die Freuden einer ausgewogenen Feuerkraft. Das sich seiner selbst bewußte Ich ist fähig, glückliche Bindungen (Erdelement) einzugehen und zu pflegen.

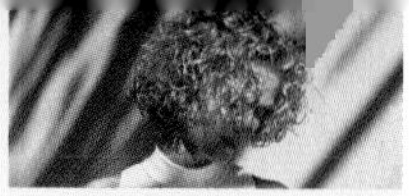

Übungen zur Gedankenstärkung

Über die Medien und die Computer-Branche hat die Vernetzung der Welt inzwischen eine große Dimension gewonnen. Die Menschheit rückt – zumindest mental – immer näher zusammen. Diesen Vernetzungsgedanken können Sie sich auf vielseitige Art zunutze machen, wie wir im folgenden beschreiben.

»Weil alles mit allem verbunden ist, brauchen wir nur an einem beliebigen Punkt mit der Erforschung des Unbewußten zu beginnen und werden von dort aus alle übrigen Ebenen erreichen.«

(Sigmund Freud)

Denken Sie positiv!

- Werden Sie sich der grenzenlosen Verbundenheit aller Lebewesen bewußt. Genießen Sie einige Minuten lang ganz bewußt, daß Sie Teil eines großen Netzes von Fähigkeiten, Gefühlen und Gedanken sind. Richten Sie Ihre Bedürfnisse und Sehnsüchte innerlich auf das Ganze, und bitten Sie schließlich darum, aus der großen Quelle von Möglichkeiten das Richtige für Ihren Weg zu erkennen.
- Diese kleine Meditation kann Vertrauen und Hoffnung schaffen: Wenn Sie von Sorgen und kreisenden negativen Gedanken geplagt sind, geben Sie diese ganz bewußt ins große Netz zurück. Stellen Sie sich dabei vor, daß alles, was nicht mehr benötigt wird, auch die überalterten und überflüssig gewordenen Gedanken und Gefühle, auf einem großen kosmischen Komposthaufen vergärt, um sich zu neuem Humus zu verwandeln. Eines Tages kommt dieser Humus, das vergorene schöpferische Potential, als Kraftquelle zu Ihnen zurück.
- Stellen Sie sich vor, wie alle Ebenen Ihres Seins miteinander in Kontakt stehen: Körper, Seele und Gedanken bilden eine so enge Einheit, daß man Botschaften, Informationen aus einem Bereich auch für all die anderen Bereiche nutzen kann. Vielleicht entdecken Sie dabei auch Ihren inneren Gesundheits- und Lebensberater? In einer kurzen kreativen Besinnung können Sie nach innen lauschen und möglicherweise die Antwort auf ungelöste Probleme, ob geistig, seelisch oder körperlich, von dort erhalten.

»Familienbande« entschlüsseln

Familientherapeuten befassen sich in den letzten Jahren vermehrt mit den zwischenmenschlichen Verbindungen über die Zeit und entdecken dabei ebenfalls faszinierende Tatsachen. Ein Ergebnis dieser »Ahnen«-Forschung lautet, kurz ausgedrückt: Alles ist in uns – alle Mitglieder unserer Familie (ob mütterlicher- oder väterlicherseits) haben über mehrere Generationen eine Art »psychologische Spur« in uns hinterlassen. Manche seelischen, geistigen und auch körperlichen Probleme, die wir für individuell hielten, können verständlich werden, wenn wir mit dem Aufsuchen und der Entschlüsselung dieser Spuren beginnen und daraus zu lesen verstehen.

Wir tragen dementsprechend also nicht nur ein körperliches, sondern auch ein seelisch-geistiges Erbe in uns. Und indem wir dieses kennen- und verstehen lernen, gewinnen wir die Freiheit der Entscheidung: Muster, die unser Lebensglück fördern, können wir erhalten und pflegen; und von uns behindernden Mustern lohnt es sich gewiß, Abschied zu nehmen.

»Da flehen die Menschen die Götter an um Gesundheit und wissen nicht, daß sie die Macht darüber selbst besitzen.«

(Demokrit)

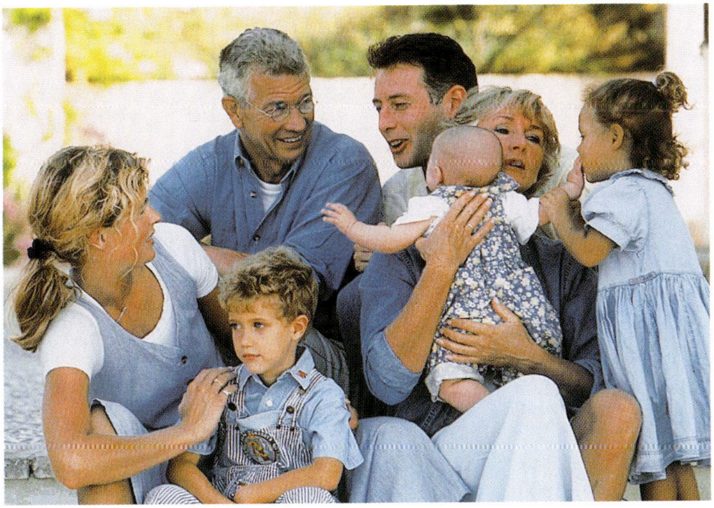

Jedes Mitglied einer Familie hinterläßt »Spuren« in den nachfolgenden Generationen.

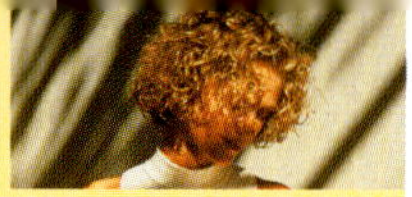

Ebenso wichtig wie die Erkenntnis unserer alles umfassenden Vernetzung ist auf der anderen Seite jedoch auch die Fähigkeit zur Selektion: das Talent, Brauchbares vom Unbrauchbaren zu trennen; das Nützliche zu erhalten und sich vom Nutzlosen zu lösen. So wie unser Verdauungstrakt auf der körperlichen Ebene sortiert, aufnimmt und ausscheidet, benötigen wir auch für die seelische und mentale Gesundheit eine sinnvolle Selektion.

Das Bindegewebe pflegen

Das Bindegewebe (Entsprechung des Erdelementes) wird in seinen Funktionen unterstützt, wenn wir ihm Möglichkeiten zur Reinigung anbieten, indem wir beispielsweise ausreichend frisches Quellwasser (ohne Kohlensäure) trinken. Auch einige Heilpflanzen unterstützen das Bindegewebe bei seinen Aufgaben: Der Schachtelhalm (Equisetum) etwa hilft bei allen Prozessen, die Struktur- und Formbildung unterstützen sollen. So wie er auf der körperlichen Ebene das Bindegewebe stützt, so fördert er mit seinen energetischen Anteilen ein klares Denken und Organisationstalente. Und Symphytum, der Beinwell, unterstützt alle Heilungsprozesse in den Knochen wie auch im Bindegewebe. Für eine Verordnung der Präparate aus den genannten Heilpflanzen und deren Anwendungsvorschriften sollten Sie sich jedoch an Ihren TCM-Berater oder Ihren Arzt wenden.

TIP

Eine wunderbare Gelegenheit zur Entspannung und Entgiftung schenkt die im Westen entwickelte Bindegewebsmassage. Gönnen Sie sich und besonders Ihrem Erdelement gelegentlich diese Unterstützung.

Yangisieren Sie die Lebensmittel

Um Ihr Erdelement auch vor widrigen äußeren Umständen (zum Beispiel feuchte Kälte) zu behüten, achten Sie bitte auf energetisierte Nahrung durch Yangisieren der Lebensmittel (siehe »Tips für den Yin-Typ«, Seite 22), und sorgen Sie immer auch für eine warme Leibesmitte, also tragen Sie Kleidung, die den Nabelbereich wärmt und locker einhüllt.

Die Kraft der Gedanken

Wenn Sie Ihr Bindegewebe durch Ihre Vorstellungskraft unterstützen wollen, können Sie einmal folgende Phantasiereise ausprobieren. Den Text der Visualisierungs-Übung können Sie sich wieder vorlesen lassen oder vorher selbst auf Kassette sprechen.

Phantasiereise durch Ihren Körper

1. Stellen Sie sich vor, wie alle Ebenen in Ihrem Körper miteinander in Verbindung stehen, wobei jedes Organ seine Aufgaben zu erfüllen hat:
   - Das Nervensystem sorgt für die Ausführung von Aufträgen, die das Gehirn erarbeitet hat.
   - Das Herz sorgt über die Blutgefäße dafür, daß alle Körperteile mit Nahrung (Blutzucker), Sauerstoff und vielen anderen wichtigen Teilchen (Hormone, Gerinnungsfaktoren, Immunstoffe, Minerale ...) versorgt werden.
   - Die Nieren filtern alle Flüssigkeiten und sorgen für die Ausscheidung von Unbrauchbarem und den Rücktransport der nützlichen Stoffe.
   - Der Dünndarm sortiert die Nahrung, trennt sie in Brauchbares und Unbrauchbares. Dabei helfen ihm die Bauchspeicheldrüse und das Leber-Galle-System mit Verdauungssäften.
   - Im Dickdarm wird dann noch einmal sortiert und schließlich alles Unnötige ausgeschieden. Ebenso sorgt der Dickdarm für unsere Immunleistung: »Feinde« werden in ihm unschädlich gemacht, »Freunde« dagegen werden akzeptiert.
   - Die Lungen nehmen frischen Sauerstoff auf und geben diesen ans Blut weiter, damit er über die Blutgefäße schließlich in alle Körperorgane transportiert werden kann. Auf dem Rückweg nehmen die Lungen dann die verbrauchte, kohlendioxydhaltige Luft wieder mit, um sie beim Ausatmen in den großen Kreislauf der Pflanzenatmung freizusetzen.
   - Viele weitere Organe sind an diesen komplexen Vorgängen in Ihrem Körper beteiligt, und alle stehen miteinander in Verbindung – über ein ganz besonderes Netz von Kommunikationswegen.

2. Führen Sie sich nun vor Augen, wie überall in Ihrem Körper große und kleine Transformations- und Informationswege existieren, über die blitzschnell alles Notwendige ausgetauscht werden kann.

»Es ist unglaublich, wieviel Kraft die Seele dem Körper zu leihen vermag.«

(Wilhelm von Humboldt)

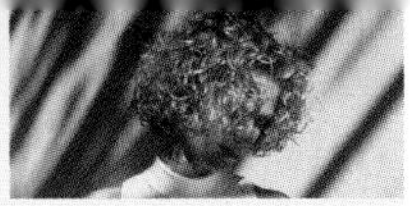

Und nun stellen Sie sich vor, daß alle diese Wege in ein wunderschönes, gelbes Licht (farbliche Entsprechung des Erdelementes) getaucht werden. Dieses wunderschöne gelbe Licht breitet sich in Ihrem ganzen Körper aus und erreicht jeden auch noch so winzig kleinen Verbindungsweg. Und überall, wo das Licht ankommt, lösen sich alle bisher bestehenden Spannungen, Stauungen oder Blockierungen, und die Kommunikation über das Wegenetz wird ganz einfach.

Manche Menschen erleben während dieser Phantasiereise Hinweise, die Aufschluß über eine bestehende Krankheit geben. Vielleicht bekommen Sie auch (unbewußt) Anregungen für die Gesundung.

3. Um diesen Prozeß deutlich zu spüren, legen Sie beide Hände auf Ihren Bauchnabel und ein wenig darunter. Lassen Sie dann die Wärme und das Licht von Ihren Handflächen in den Bauch strömen, und spüren Sie, wie sich mit dieser angenehmen Wärme und dem Licht eine wohltuende Entspannung in Ihrem ganzen Bauchraum und darüber hinaus in Ihrem ganzen Organismus ausbreitet: Alles, Ihr ganzer Körper, wird jetzt warm, entspannt und hell.

4. Dann entspannen sich auch Ihre Gefühle und schließlich Ihre Gedanken: Alles ordnet sich harmonisch. Was Sie nicht mehr brauchen, löst sich auf und verschwindet, und alles Nützliche steht Ihnen nun gut geordnet zur Verfügung.
Mit diesem Bild in Ihrem Bewußtsein kommen Sie am Ende sehr entspannt und gelöst zurück ins Hier und Jetzt. Nehmen Sie sich noch einen Augenblick Zeit. Achten Sie auf Ihren Atem, wie er ruhig ein- und ausfließt. Beginnen Sie langsam ein paar Finger und Zehen zu bewegen, um Ihrem Körper zu helfen, wach zu werden. Atmen Sie tief ein und aus, ein und aus. Öffnen Sie schließlich die Augen, versammeln Sie sich mit Ihrem Bewußtsein wieder ganz im Hier und Jetzt. Schauen Sie sich im Raum um, ganz entspannt und ruhig.

Unterstützung des Metallelementes

Haut und Schleimhaut, Lunge und Dickdarm – alle organischen Entsprechungen im Metallelement stellen einen Kontakt zwischen innen und außen her. Grenzensetzen und Kommunizieren sind die Aufgaben dieses Elementes.

Kontakt-Übungen

Eine spannende Möglichkeit, sich selbst im Bereich der Grenzen und Übergänge zu erfahren, ist das gemeinsame Trommeln. Sicher können auch andere rhythmische Übungen wie Tanz, Gesang und gemeinsames Musizieren ähnliche Erfahrungen vermitteln, aber nichts hat so direkte Erkenntnisse zur Folge wie das Trommeln: einen eigenen Rhythmus gegen oder mit einem anderen zu halten und gleichwertig zu kommunizieren – dies ist eine Erfahrung, die Begegnung auf der übergeordneten Ebene möglich macht.

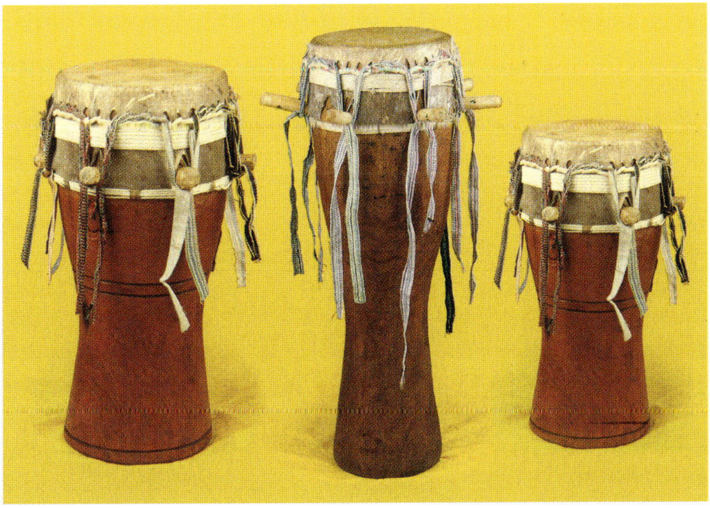

Beim Trommeln tritt man in Kommunikation mit anderen.

!

Das Eigene zu halten, ist ein Thema des Feuerelementes, Kommunizieren ein Thema des Erdelementes, und im nachfolgenden Metallelement reift die Verknüpfung dieser beiden Ebenen: das Eigene kennen und halten und vom reifen Ich zum reifen Du kommunizieren. Dabei findet Transformation statt, und der Mensch erhält Gelegenheit, sich selbst aus verschiedenen Blickwinkeln zu betrachten.

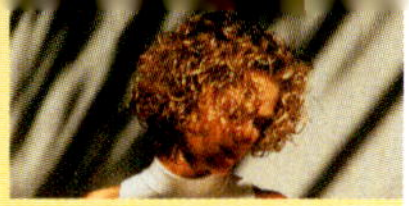

»Allen Menschen ist es gegeben, sich selbst zu erkennen und klug zu sein.«

(Heraklit)

Selbsterkenntnis gewinnen

Nehmen Sie zwei Bögen weißes Papier, und legen Sie sie ein Stück voneinander entfernt auf den Boden.

- Blatt 1 ist Ihr eigener Platz – hier stellen Sie sich hin, um alles aus Ihrem ganz persönlichen Blickwinkel zu betrachten.
- Blatt 2 dagegen bietet Ihnen die Gelegenheit, sich selbst von außen bzw. aus den Augen eines anderen zu beobachten.

Wagen Sie also von Ihrem Platz auf dem ersten Blatt einen Schritt »aus sich heraus«, und stellen Sie sich auf das Blatt 2. Versetzen Sie sich im Geiste in Ihre beste Freundin, Ihren besten Freund oder einen anderen wohlwollenden Berater. Und nun nehmen Sie »Fühlung« auf mit Ihrem Gegenüber: mit Ihrem Selbst, das Sie in Ihrer Vorstellung auf Blatt 1 stehen sehen.

- Was für ein Mensch ist es, den Sie da sehen? Versuchen Sie ihn zu beschreiben, zu charakterisieren.
- Was fällt Ihnen an ihm – an Ihnen selbst also – auf?
- Welchen Rat können Sie aus Ihrem jetzigen Blickwinkel diesem Menschen geben?

Nehmen Sie sich wirklich genügend Zeit, um alles auf sich wirken zu lassen und intensiv nach innen lauschen zu können, damit Sie die unterstützenden oder auch kritischen Kommentare wirklich aufnehmen und verstehen. Wenn Sie mögen, wechseln Sie die Positionen mehrmals. Vielleicht fallen Ihnen von Mal zu Mal mehr »Ratschläge« ein, die Sie sich selbst geben könnten.
Dieser Wechsel der Ebenen ist eine sehr gute Übung für die Themen des Metallelementes: Innen und Außen, Werden und Vergehen, Abschied und Neubeginn, Transformation über das Erleben verschiedener Standorte – das alles läßt uns reifen, um in einen neuen Zyklus der Fünf Elemente einzusteigen.

Die Atmung unterstützen

Eine Stauung im Metallelement zeigt sich fast immer auch in einem disharmonischen Atemfluß. Die Symptome dieser Störung des Metallelementes können von Atemnot über chronische Bronchitis bis hin zur akuten, lebensbedrohlichen Lungenentzündung reichen (siehe Symptomliste in der hinteren Umschlagklappe dieses Buches). Jede Form der Atemtherapie und Atemgymnastik ist daher geeignet, Ihr Metallelement (wieder) ins Gleichgewicht zu bringen. Auch die chinesischen Techniken des Qi Gong und des Taiji Quan verbinden einen freien Atemfluß mit harmonischen Bewegungsmustern, die alle Bereiche des menschlichen Seins ordnen.

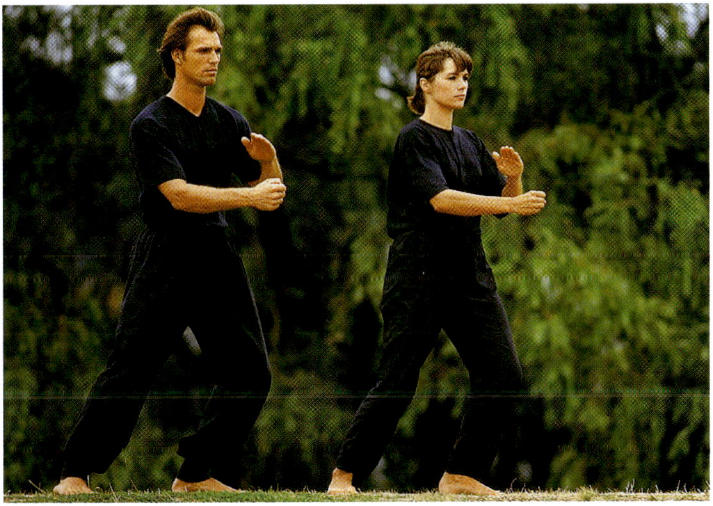

Übungen des Taiji Quan harmonisieren Ihr Metallelement durch den freien Fluß der Energien.

Atementspannung

Die natürliche Atmung zu unterstützen ist also wichtig, damit durch den Atem auch die Energien frei fließen können. Eine entspannte Atmung gehört zu den Voraussetzungen eines ausgewogenen Energiehaushalts. Zwei energetisch wirksame Akupunkturpunkte, die wir im folgenden beschreiben, können Sie ebenfalls für eine Atementspannung und somit zur Harmonisierung Ihres Metallelementes nutzen:

TIP

Körperliche Übungen aus Qi Gong, Taiji Quan oder Yoga unterstützen die entspannte Erdung Ihrer Mitte. Von hier aus kann Ihr Erdelement dann alles mit allem vernetzen und Ihnen die glückliche Gewißheit des Eingebundenseins schenken. Die frei fließende Kraft Ihres Erdelements »füttert« dann das Metallelement, so daß die Lungen frei und die Transformationen möglich werden.

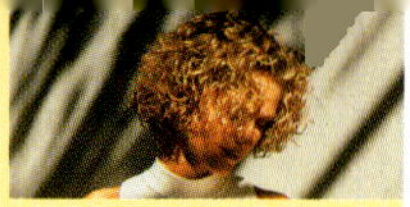

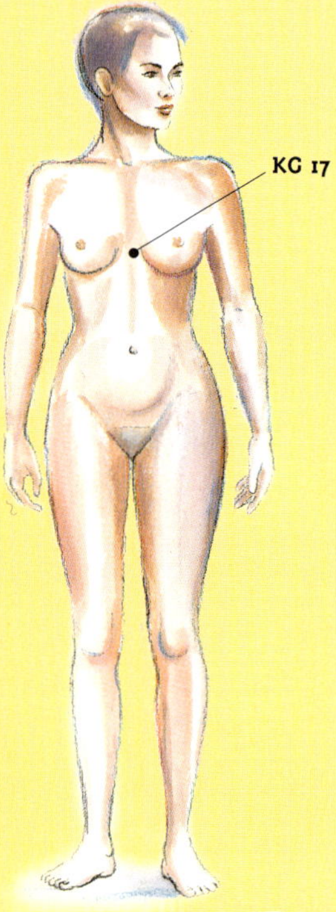

Der Akupunkturpunkt KG 17 befindet sich in der Mitte des Brustbeins.

Übung zur Atementspannung

- Auf dem Brustbein, genau zwischen den Brustwarzen, befindet sich der Punkt Nr. 17 des Konzeptionsgefäßes (KG 17). Legen Sie eine Handinnenfläche auf diesen Punkt, und wärmen Sie ihn somit. Sie werden bemerken, daß sich eine wohltuende, entspannte Wärme in Ihrem Brustkorb ausbreitet.
- Der zweite Punkt befindet sich an der höchsten Stelle Ihres Kopfes: Denken Sie sich eine Linie von der Nasenspitze über den Kopf nach hinten zur Halswirbelsäule und eine zweite Linie quer über den Kopf von einer Ohrspitze zur anderen. Auf dem gedachten Schnittpunkt dieser beiden Linien befindet sich der Akupunkturpunkt Nr. 20 des Lenkergefäßes (LG 20). Legen Sie hier Ihre zweite Handinnenfläche auf (die andere Hand bleibt auf dem Brustbein liegen), und spüren Sie die entspannende Wärme, die sich ausbreitet.
- Als nächstes stellen Sie sich eine Verbindung zwischen Ihren beiden Händen vor und beobachten, wie sich dort ein warmer Energiefluß entfaltet. Ihre Lungenatmung beruhigt sich, Unruhe und Hektik verschwinden.

Erfahrene Kinderpflegerinnen in den Asthmakliniken der fünfziger Jahre wußten – vielleicht ohne die Hintergründe zu kennen – um die große Bedeutung dieser beiden Punkte, die auf die Atmung positiv wirken. Deshalb lag immer ein weiches Tuch auf der Heizung bereit, das die Pflegerinnen den Kindern bei den ersten Anzeichen einer spastischen (verkrampften) Atmung auf den Kopf oder auf das Brustbein legten. So manche Asthma-Attacke ihrer kleinen Patienten konnte damit gestoppt oder sogar verhindert werden. Falls Sie selbst mit einem akuten Anfall von Atemnot bei sich oder bei Ihren Angehörigen konfrontiert werden, können Sie die genannten Akupunkturpunkte KG 17 und LG 20 wie beschrieben stimulieren. Wärmen Sie diese beiden Punkte vielleicht auch täglich vor dem Einschlafen oder zwischendurch – Ihr Metallelement wird sich mit mehr Entspannung und Transformationskraft bedanken!

Behandlung der Atemwege

Dauerverschleimung der Nase, Nasennebenhöhlenentzündungen (Metallelement) und andere Krankheiten der oberen Atemwege können ebenfalls ganz einfach unterstützend behandelt werden. Hier stellen wir Ihnen zwei Methoden vor:

- ***Kochsalzspülungen:***

Geben Sie eine Prise Kochsalz in ein Glas lauwarmes Wasser, und ziehen Sie diese Mischung durch die Nase hoch. Einige solcher Spülungen morgens und abends stellen ein ausgezeichnetes Nasen-Schleimhaut-Training dar, das schon manches chronische Nasenproblem lösen konnte.

- ***Akupressur:***

In der Falte zwischen Nase und Mundwinkel befindet sich auf beiden Seiten der Nase der Punkt Nr. 20 des Dickdarmmeridians (Di 20). Reiben Sie diese Punkte mit den kleinen Fingern mit leichtem Druck kreisförmig im Uhrzeigersinn. Diese Massage darf ein wenig drücken, soll aber schmerzfrei sein. Sie werden bemerken, daß die Nase nach 30 bis 60 Sekunden frei wird und Sie wieder durchatmen können. Der Effekt hält etwa eine bis zwei Stunden an. Die Massage können Sie unbesorgt so oft wiederholen, wie Sie möchten.

Den Dickdarm unterstützen

Das Hohlorgan im Entsprechungsmuster des Metallelementes ist der Dickdarm. Ähnlich wie dem Dünndarm (siehe Feuerelement, Seite 107) können Sie auch Ihrem Dickdarm eine wohltuende Massage zuteil werden lassen. Die beiden Darmmassagen können Sie auch im Wechsel durchführen, so stärken Sie nacheinander Feuerelement (Dünndarm) und Metallelement (Dickdarm).

Dickdarm-Massage

- Beginnen Sie wieder am Bauchnabel. Streichen Sie diesmal im Uhrzeigersinn (rechtsdrehend) in größer werdenden Kreisen über Ihren Bauch.
- Wenn Sie den größten Kreis erreicht haben, lassen Sie die Kreise langsam wieder kleiner werden, bis Sie anschließend beide Hände für einige Momente auf Ihrem Bauchnabel verweilen lassen.

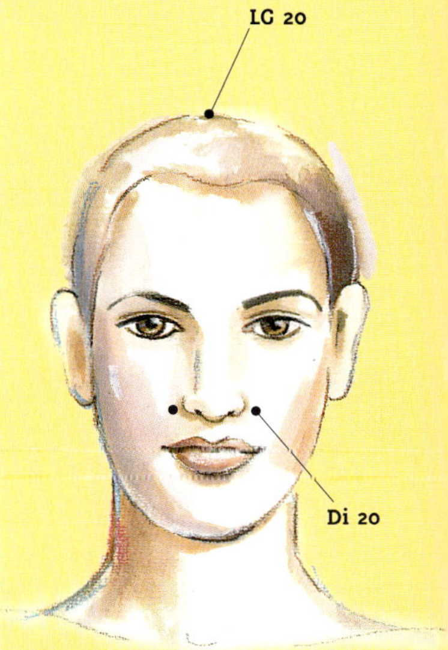

Die Positionen der Punkte LG 20 und Di 20: oben am Kopf beziehungsweise in den Falten zwischen Nase und Mundwinkel.

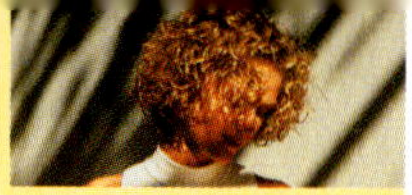

»Wer seine inneren Oberflächen (Darm und Lunge) und seine äußere Oberfläche (Haut) stets in aktivem, gut funktionierendem Zustand erhält, hat die beste Aussicht, immer gesund zu bleiben und lange zu leben.«

(Bernhard Achner)

Stärken Sie Ihr Immunsystem

Unser Dickdarm erbringt etwa 80 Prozent unserer Immunleistung (Entsprechung des Metallelementes). Dies kann er jedoch nur dann erfolgreich tun, wenn wir ihn mit der richtigen Nahrung unterstützen.
Verzicht auf Industriezucker und eine vollwertige, ballaststoffreiche Kost helfen dem Darm bei seiner Arbeit. Im Darm befinden sich unzählige Keime, die für ein ökologisches Gleichgewicht im Verdauungsapparat sorgen, was einer kräftigen Immunleistung zugute kommt. Verschiedene Substanzen wie Antibiotika, Industriezucker (und somit alle Backwaren und Süßigkeiten, die damit hergestellt sind) sowie der regelmäßige Verzehr von Fast-food-Produkten können jedoch die natürliche Keimzusammensetzung im Dickdarm schädigen.

Die Darmkeime ins Gleichgewicht bringen

Eine typische Reaktionskette sieht oft so aus: Wegen eines akuten Infektes müssen Antibiotika genommen werden. Diese vernichten außer den störenden Keimen auch Darmkeime, die im Körper für Ordnung sorgen, und diese Dysbiose (Ungleichgewicht in der Keimzusammensetzung im Dickdarm) zeigt sich unter anderem in heftigen, schmerzhaften Blähungen, in wiederkehrenden Stuhlunregelmäßigkeiten (Verstopfung und/oder Durchfall) und in einer erhöhten Infektanfälligkeit. Weitere Antibiotikagaben verschärfen die Situation. Der akute Infekt ist zwar beseitigt, aber der Mensch fühlt sich weiterhin krank oder zumindest geschwächt.
Sollten Sie solche oder ähnliche Symptome bei sich beobachten, suchen Sie bitte einen Arzt auf. Eine sogenannte »Symbioselenkung« (medikamentöse »Fütterung« der gesunden Keime) kann hierbei Abhilfe schaffen. Zusätzlich helfen Mittel, die das Immunsystem stimulieren, wie Präparate aus Echinacea (Sonnenhut) oder Eleutherococcus (Taigawurzel). Bitte wenden Sie sich für eine Verordnung der genannten Heilpflanzen an Ihren Arzt oder aber Ihren TCM-Berater. Für Patientinnen und Patienten mit Autoimmunerkrankungen sind diese Heilpflanzen allerdings nicht geeignet.

Abschied und Neubeginn

Sprechen Sie sich den Text der folgenden Visualisierungs-Übung selbst auf Kassette, oder lassen Sie sich ihn von einer vertrauten Person vorlesen.

Übung zum Abschiednehmen

- Suchen Sie sich ein gemütliches Plätzchen zum Hinsetzen oder -legen. Atmen Sie tief ein und aus, und stellen Sie sich dabei vor, wie alle Hektik und Anspannung aus Ihnen hinausfließt.
- Ihr Körper entspannt sich und wird ruhiger und ruhiger. Erinnern Sie sich noch einmal daran, daß Sie getragen sind im großen Netz der ewigen Verbindungen. Alles, was Sie loslassen, bleibt in diesem Netz erhalten, und wann immer Sie es brauchen, steht es Ihnen zur Verfügung. Entdecken Sie das tiefe Vertrauen in Ihnen, daß alles, was Sie benötigen, vorhanden ist. So können Sie entspannt loslassen, um wieder Platz für Neues zu schaffen.
- Gibt es etwas in Ihrem Leben, was Sie schon lange gerne loslassen wollten? Dies können Gedanken sein, Gewohnheiten, eine Bindung, die sich wandeln muß, Gegenstände, ein Lebensabschnitt ...
- Stellen Sie sich nun vor, daß Sie am Ufer eines friedlich dahinfließenden Stromes stehen. Zu Ihren Füßen ist ein Boot festgemacht. Alles, was Sie loslassen möchten, legen Sie nun in dieses Boot. Dabei spüren Sie Dankbarkeit darüber, daß all dies Ihr Leben eine Zeitlang begleitet hat und Sie davon lernen und profitieren durften.
- Nun jedoch ist es Zeit, Abschied zu nehmen. Sanft lösen Sie die Bootsleine, schenken dem Boot und seinem Inhalt Ihre besten Wünsche und lassen es in die Fluten gleiten. Vom Ufer aus beobachten Sie, wie das Boot sich immer weiter entfernt und langsam Ihren Blicken entschwindet.
- In dem Bewußtsein, daß alles, was Sie losgelassen haben, seinen eigenen, guten Weg nehmen wird, atmen Sie tief durch, und genießen Sie das Gefühl neuer Freiheit und Leichtigkeit. Mit diesem angenehmen Gefühl im Herzen kommen Sie nun zurück ins Hier und Jetzt.

Nur wer bereit ist, sich zu verabschieden und loszulassen, kann unbeschwert mit etwas Neuem beginnen.

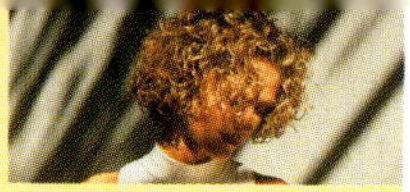

Das Ziel der vorangegangenen Übung ist es, ein harmonischeres, positiveres Verhältnis zu den für viele Menschen schwierigen Gefühlen Abschied, Loslassen, Trauer und Neubeginn zu entwickeln.
Möglicherweise entdecken Sie während der Übung, daß Sie Ihr Boot gar nicht wirklich fahren lassen möchten. Wenn das der Fall ist, erlauben Sie sich bitte das ganz bewußte Festhalten und genießen es, solange Sie möchten. Nach einiger Zeit wird vielleicht trotzdem der Wunsch nach Freiheit, nach Abschied auftauchen – und dies ist dann der richtige Moment, um Ihr Boot loszulassen. Denn dann sind Sie wirklich bereit, etwas aus Ihrem Leben zu entlassen, was zum derzeitigen Moment darin keinen Platz mehr hat.

TIP

Denken Sie an regelmäßige und ausreichende Flüssigkeitszufuhr (falls nötig, alle 15 Minuten schluckweise Wasser) bei:

- **Fieber**
- **kranken Babys und Kleinkindern**
- **älteren Menschen**
- **Durchfallerkrankungen**
- **Magen-Darm-Problemen**

Anzeichen für eine beginnende Austrocknung sind:

- **Kopfschmerzen**
- **trockene Schleimhäute**
- **Herzrasen**
- **»stehende« Hautfalte (heben Sie eine Hautfalte auf dem Handrücken an; bei Flüssigkeitsmangel bleibt sie stehen)**
- **tiefliegende Augen**

Wärme und Feuchtigkeit

Der Herbst mit Trockenheit und Kühle ist die klimatische Entsprechung des Metallelementes. Pflegen Sie Ihren Lungen-Funktionskreis dementsprechend mit viel Wärme und ausreichend Feuchtigkeit.
Wärmen Sie sich gerade in den Herbstmonaten, wenn es schon empfindlich kühl werden kann, man aber gelegentlich noch dem Sommer nachtrauert und sich oftmals zu luftig kleidet. Viele Krankheiten können allein dadurch verhindert werden, daß man sich warm genug anzieht.
Trockene Haut – eine Entsprechung des Metallelementes – freut sich vor allem in der kalten Jahreszeit über ein pflegendes Massageöl oder eine Körperlotion nach dem Duschen oder Baden.
Ausreichend Trinkwasser und die äußere Befeuchtung von Haut und Schleimhaut (zum Beispiel mit Aloe-Vera-Gel) unterstützen den Ausgleich im Metallelement.
Babys wie auch sehr alte Menschen haben eine Gemeinsamkeit: Ihr Lebensabschnitt entspricht dem Metallelement, dem Übergang von einer Welt in die andere. Entsprechend sind sie vermehrt in der Gefahr einer unbemerkten Austrocknung. Sie benötigen eine besondere Fürsorge, um dies zu verhindern. Manche Krankheiten, besonders der älteren Menschen (Stoffwechselstörungen, Kreislaufprobleme, Schmerzzustände, Verwirrung) können allein durch ausreichende Flüssigkeit gebessert werden.

Unterstützung des Wasserelementes

Geborgenheit, Zuversicht, Halt und Sicherheit, das In-sich-Ruhen im Vertrauen auf den Schutz des Lebens – dies sind die Qualitäten eines ausgeglichenen und gut gepflegten Wasserelementes.

Die Knochen stärken

Die Knochen gehören zum Wasserelement. Knochen und Skelett, Struktur und Form sind die Bausteine des Lebens auf seiner substantiellen, yinhaften Seite.

Kräftigung von Bindegewebe, Muskeln und Knochen

Aus Sicht der Fünf-Elemente-Lehre kontrolliert die Erde das Wasser. Analog bedeutet dies, daß das Bindegewebe die Knochen kontrolliert: Die Sehnen und Bänder verbinden Knochen und Muskeln miteinander. Ein angespannter Muskel kann zur Sehnenverkürzung führen und den Knochen damit »unter Zug« bringen. Eine der wirksamsten Techniken, um Knochen und Bindegewebe in eine harmonische Achse zur Schwerkraft zu bringen, ist die nach ihrer Begründerin Ida Rolf benannte »Rolfing-Therapie«. Viele Beschwerden des Bewegungsapparates lassen sich durch eine Rolfing-Behandlung ganzheitlich lindern oder gar heilen (Literatur dazu siehe »Bücher, die weiterhelfen«).

Unterstützen Sie Ihre Nieren!

Niere und Blase sind die dem Wasserelement zugeordneten Körperorgane. Das Erb-Qi, unsere kostbare, begrenzte Lebenskraft, ist in den Nieren gespeichert. Die Nierenenergie stellt also die Basis unseres Lebens dar, und es gilt, sie gut zu pflegen. Jeder Speiseplan sollte genügend Yin- und Yang-stärkende Anteile aus dem Wasserelement enthalten. Yin und Yang bedingen sich gegenseitig, und eine harmonische Nierenenergie benötigt daher unbedingt reichlich »Nahrung« aus beiden polaren Ebenen.

!

»Angst essen Seele auf« heißt ein Film von Rainer Werner Fassbinder. Angst als Entsprechung des Wasserelementes höhlt die Basis unserer Lebenskraft aus. Das Nieren-Qi schwindet, die Sache »geht uns an die Nieren«.

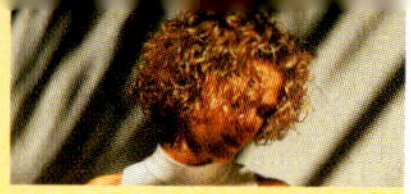

Weiche, selbstgestrickte Socken und Bettschuhe finden heute wieder den ihnen angemessenen Respekt: Als Erhalter der Lebenskraft, des Nieren-Qi, verdienen sie hohe Achtung.

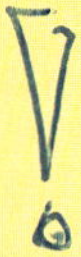

Die Nieren »wärmen«

Die Nieren warm zu halten ist eine Empfehlung, die von Generation zu Generation weitergegeben wird. Auch in unserem Kulturkreis werden die Nieren als grundlegende Kraftquelle verstanden.
Kälte ist die Klimaqualität des Wasserelementes, und der Winter ist die entsprechende Jahreszeit. Doch unser Harnwegsystem leidet unter jedweder Kälte, wenn wir es nicht gezielt beschützen. Mädchen und Frauen erkranken bei Unterkühlung besonders rasch an Blasenentzündung – vermutlich wegen der, im Vergleich zum männlichen Geschlecht, kürzeren Harnröhre. Der Rat, die Nieren warm zu halten, ist also durchaus sinnvoll und kann viele Erkrankungen verhindern helfen.
Ein warmer Pullover oder eine kuschelige Weste, ein Woll-Hemdchen, vielleicht sogar ein Angora-Unterhemd und lange Unterhosen im Winter, ein Seidenschal unter dem Hemd gegen Zugluft und – besonders wichtig! – warme Socken (der Nierenmeridian entspringt unten an der Fußsohle) unterstützen die Nieren und bringen unser Wasserelement ins Gleichgewicht.

Moxabehandlungen

Moxibustion, eine Wärmebehandlung aus der Traditionellen Chinesischen Medizin, kann die Nieren mit neuer Kraft versorgen. Moxa erwärmt und energetisiert die menschlichen Energieleitbahnen (= Akupunkturmeridiane). Aus traditionell chinesischer Sicht stärkt es das Qi. Erschöpfte und sehr angespannte Menschen macht diese Therapie angenehm müde. Die anderen erleben einen Aktivitätsschub.

- Zünden Sie die Moxazigarre (aus Artemisia, Beifuß) an, und erwärmen Sie im Abstand von etwa 2 Zentimeter den Punkt genau in der Mitte Ihrer rechten Fußsohle für etwa 5 Minuten.
- Ebenso behandeln Sie dann die Sohle Ihres linken Fußes.

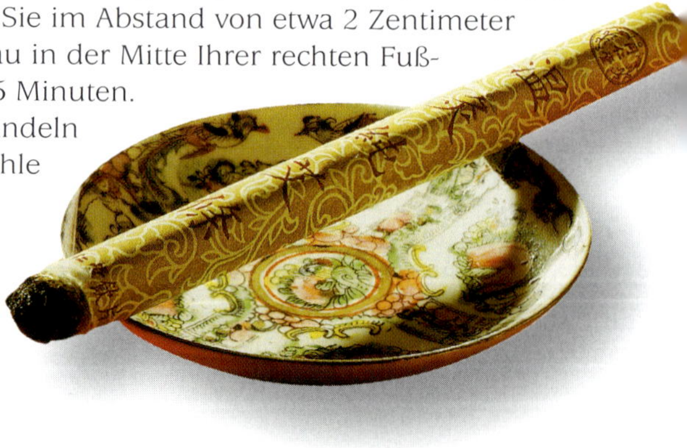

Sicherheitshalber sollten Sie die erste Moxabehandlung am Vormittag durchführen. Werden Sie daraufhin aktiver, sollten Sie bei der Vormittagszeit bleiben. Werden Sie aber schläfrig, verlegen Sie Ihre Behandlung lieber auf den Abend, damit Sie anschließend eine angenehme Nachtruhe genießen können.

Vorsicht: Menschen mit großer Erschöpfung, die gleichzeitig Hitzezeichen aufweisen (Herzklopfen, heißer Schweiß, nächtliche Unruhe, Hektik, Mundtrockenheit), müssen auf Moxabehandlungen verzichten. Bitte wenden Sie sich an einen erfahrenen TCM-Therapeuten, wenn Sie sich über Ihre Situation nicht ganz im klaren sind.

Wenn Sie in der oberen Körperhälfte Hitze, in der unteren dagegen Kälte spüren, sprechen die Chinesen von der Trennung von Yin (unten) und Yang (oben). Um gesund zu werden, müssen Ihr Yin und Yang wieder Verbindung aufnehmen und harmonisch den Körper durchströmen. Lassen Sie sich dabei von einem erfahrenen TCM-Therapeuten helfen.

Die Ohren schonen

Unter den Sinnesorganen ist das Ohr dem Wasserelement zugeordnet. Durch die enorme Betonung visueller Reize in den letzten Jahrzehnten erleben Untersuchungen zufolge nur noch etwa 15 Prozent der Menschen die akustischen Sinneseindrücke im Vordergrund. Noch vor 100 Jahren hatten wir auch in Mitteleuropa eine »hörende und erzählende« Kultur, denn nicht alle Menschen konnten lesen und schreiben. Man erzählte sich Geschichten, und die Jüngeren lauschten den Älteren. Entwicklungsgeschichtlich sind wir danach entsprechend dem Zyklus vom Wasserelement (Ohr) zum Holzelement (Auge) gewandert.

Stille und Musik zur Entspannung

Nehmen Sie sich ab und zu Zeit für eine Pflegestunde für Ihre Ohren: Setzen Sie sich entspannt hin, schließen Sie die Augen, und lauschen Sie einfach allen Geräuschen, die Ihr Gehör aufnimmt. Sie werden überrascht sein, was es alles zu entdecken gibt und was Sie normalerweise »überhören«!
Außerdem sollten Sie Ihren Ohren ab und zu Entspannung mit klassischer Musik gönnen – insbesondere Musik aus dem Barock. Denn diese Art von Musik entspricht unserem Herzrhythmus. Entsprechend dem Kontrollzyklus der Fünf Elemente können wir durch ein entspanntes Ohr die Freude des Herzens stimulieren.
Weitere Anregungen, Übungen und Reflexionen zum Thema Hören finden Sie sehr sorgfältig recherchiert und

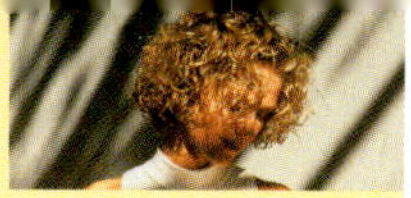

aufgezeichnet in den Veröffentlichungen des Musik-Journalisten Joachim Ernst Behrendt (siehe »Bücher, die weiterhelfen«).

»Nur die Ruhe in der Bewegung hält die Welt und macht den Mann ... Ruhe zieht das Leben an, Unruhe verscheucht es.«

(Gottfried Keller)

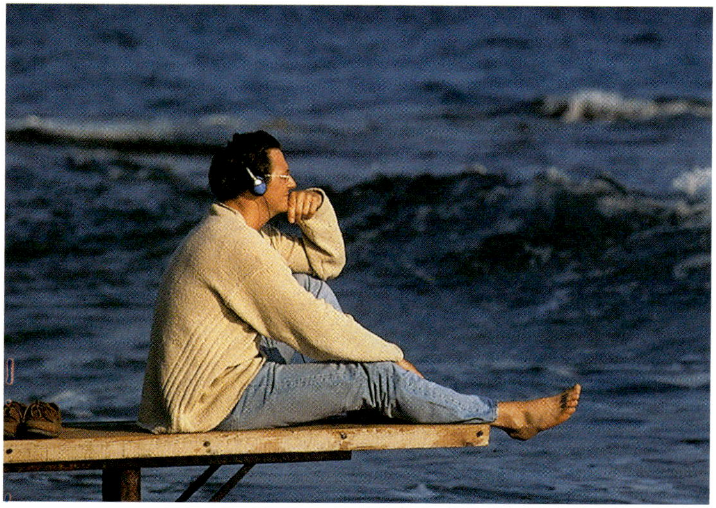

Entspannen Sie Ihre Ohren mit angenehmer Musik in schöner Umgebung.

Stärken Sie Ihr Wasserelement

Um Ihr Wasserelement zu stärken, können Sie die nachfolgende Meditation ausprobieren. Wie bei den anderen Visualisierungs-Übungen sprechen Sie den Text entweder auf Kassette oder lassen ihn sich vorlesen.

Entspannung fürs Wasserelement

- Suchen Sie sich ein gemütliches Plätzchen, wo Sie sich gut entspannen können und für die nächste halbe Stunde ungestört sind (eventuell Klingel und Telefon abstellen).
- Atmen Sie tief ein und aus, und lassen Sie beim Ausatmen alle Spannungen aus Ihrem Körper fließen.
- Stellen Sie sich nun Ihren Lebensweg vor, wie er wie ein Band vor Ihnen ausgebreitet liegt. Wenden Sie Ihren

Blick für einen Moment in die Vergangenheit, und lassen Sie ihn dann weit in die Zukunft schweifen.

- In Ihrer Vorstellung besteigen Sie einen kleinen Ballon und schweben hoch hinauf in den Himmel, um Ihren Lebensweg aus diesem Abstand zu betrachten. Sie können einen kleinen Ausflug in die Vergangenheit oder in die Zukunft unternehmen und Ihren Lebensweg dabei unter sich beobachten.
- Nehmen Sie alles auf, was es zu entdecken gibt, und genießen Sie die angenehme Distanz von Ihrem hohen Beobachtungspunkt aus.
- Um noch mehr Sicherheit und Vertrauen zu entwickeln, tauchen Sie nun Ihre gesamte Lebenslinie in ein angenehmes farbiges Licht. Ihr Unterbewußtes wird Ihnen die Farbe zeigen, die für Sie Heilung und Kraftgewinn bedeutet. Stellen Sie sich vor, daß dieses leuchtende, wunderschön farbige Licht wie aus einer großen Himmelsdusche herabkommt und Ihren gesamten Lebensweg badet, reinigt, heilt und stärkt.
- Von Ihrem Beobachtungsplatz aus lassen Sie den Blick nun noch einmal weit in die Zukunft schweifen. Vielleicht entdecken Sie weit hinten sich selbst im hohen Lebensalter, im Kreise Ihrer Lieben, körperlich, seelisch und mental in Harmonie; mit einigen Aufgaben, deren Bewältigung Sie erfüllt, und mit dem glücklichen Gefühl, ein lohnendes Leben zu führen.
- Vielleicht schenkt Ihnen Ihr Unbewußtes auch noch einen kleinen Hinweis, was Sie sofort in der Gegenwart beachten sollten, damit sich diese schöne Zukunft entfaltet. Genießen Sie noch einmal die Kraft, die aus diesem in Licht getauchten Lebensweg zu Ihnen strömt.
- Zum Abschluß nehmen Sie sich einen Augenblick Zeit, achten auf Ihren Atem, wie er ruhig ein und aus fließt, beginnen langsam ein paar Finger oder Zehen zu bewegen, um Ihrem Körper zu helfen, wach zu werden. Atmen Sie tief ein, öffnen Sie die Augen, und versammeln Sie sich mit Ihrem Bewußtsein wieder ganz im Hier und Jetzt, indem Sie sich im Raum umschauen.

TIP

Vielleicht erkennen Sie bei dieser Übung einige dunkle oder auch verwirrende Punkte auf Ihrem Lebensweg. Es lohnt sich, die Übung ab und an zu wiederholen und dabei Ihren ganzen Weg im Geiste in Licht zu baden. Nach und nach werden die verschiedenen Lebensabschnitte in hellerem Licht erscheinen.

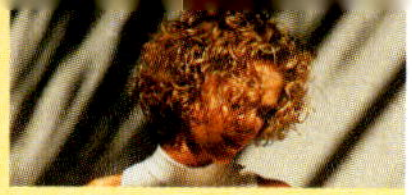

Visionen spenden Kraft

Forschungsprojekte des amerikanischen Psychologen Robert Dilts (mehr zu Robert Dilts im vierten Kapitel) haben gezeigt, daß allein die Vision eines glücklichen, gesunden Lebensweges und eines ebensolchen Lebensabends große Kraft spendet und die Erfüllung dieses Wunsches spürbar unterstützt. Glückliche Menschen in hohem Lebensalter haben diesen Untersuchungen zufolge einige Gemeinsamkeiten:

Singen wird auch in unserem Kulturkreis mit lebendiger Harmonie assoziiert: »Wo man singt, da laß dich ruhig nieder. Böse Menschen haben keine Lieder.«

- Sie pflegen eine positive Vorstellung ihres eigenen Alters, haben keine Angst davor.
- Sie gehen einer – wenn auch manchmal kleinen – regelmäßigen Aufgabe nach und fühlen sich dadurch nützlich.
- Sie singen täglich (Musik kann die Angst vertreiben und somit die Nieren stärken; Singen gehört zum Erdelement und »erdet« buchstäblich).
- Sie genießen regelmäßig Erotik und Sexualität.

Vision als Therapie

Die Visionsarbeit am eigenen Lebensweg wurde als »Time-Line-Therapie« von Tad James weiterentwickelt (siehe »Bücher, die weiterhelfen«). Diese sehr kreative Therapieform kann manchmal innerhalb kurzer Zeit erstaunliche Veränderungen des Lebensweges und Erfüllungen unserer Wünsche bewirken. Wenn Sie das Bedürfnis verspüren, etwas Entsprechendes für sich zu tun, können Sie einen geschulten Therapeuten für Ihre »Wegbegleitung« aufsuchen.

Lebensangst und Furcht als Zeichen eines Ungleichgewichtes im Wasserelement können sich durch die Visionen auflösen, und das Vertrauen in eine glückliche eigene Zukunft wächst.

Mit Vorstellungskraft wärmen

Nicht nur durch äußere Maßnahmen (warme Kleidung, Heizung, Wolldecken, Vermeiden von Zugluft und so fort) können Sie Ihre Nieren erwärmen, auch mit Ihrer Vorstellungskraft unterstützen Sie Ihr Wasserelement und dadurch Ihr Qi:

Wärmende Vision

- Stellen Sie sich vor, wie Ihre Nieren gut geschützt rechts und links in Ihrem unteren Rücken verborgen liegen.
- Legen Sie Ihre Handinnenflächen auf beide Körperseiten, und führen Sie sich dabei vor Augen, wie die Wärme Ihrer Hände in einem heißen Strom ins verborgene Dunkel (Wasserelement) Ihrer Nierenregion fließt.
- Ihre Nieren saugen diese ganze Kraft tief in sich ein, füllen sich mit Wärme und füttern nun ganz entspannt Ihren Organismus mit Lebenskraft.

Pflegen Sie Ihr »Lebenshaus«

Nachdem Sie nun alle Fünf Elemente – Holz, Feuer, Erde, Metall und Wasser – nacheinander betrachtet haben und dabei entdecken konnten, welche Übungen oder Behandlungsmethoden Ihr jeweiliges Element in seiner Energie unterstützen, nehmen Sie sich bitte noch einmal einige Augenblicke Zeit, um den gesamten Zyklus der Fünf Elemente in Ihrem Körper, Ihrem Organismus in Ruhe zu betrachten.

Der »große Baumeister« hat Architektur und Baumaterial bereitgestellt. An uns liegt es, unser Haus zu pflegen, instand zu halten und gemütlich einzurichten.

Spüren Sie nach innen

Spüren Sie, wie die Energie aus den Nieren in die Leber fließt, von dort aus anschließend das Herz versorgt. Fühlen Sie, wie die Energie über die Milz und die Bauchspeichel drüse dann den Bauchraum stärkt und sich in den Lungen ausbreitet, um den Kontakt zwischen innen und außen zu stützen, und wie dieselbe Energie schließlich neu erfrischt zur Niere zurückkehrt, um dort einen neuen Zyklus zu beginnen.

Mit Ihrem Fünf-Elemente-Speiseplan sowie den in diesem Kapitel vorgestellten Übungen und Therapiemethoden können Sie den harmonischen Fluß Ihrer Lebensenergie unterstützen und pflegen, so daß ein gutes Fundament Ihr »Lebenshaus« erhält.

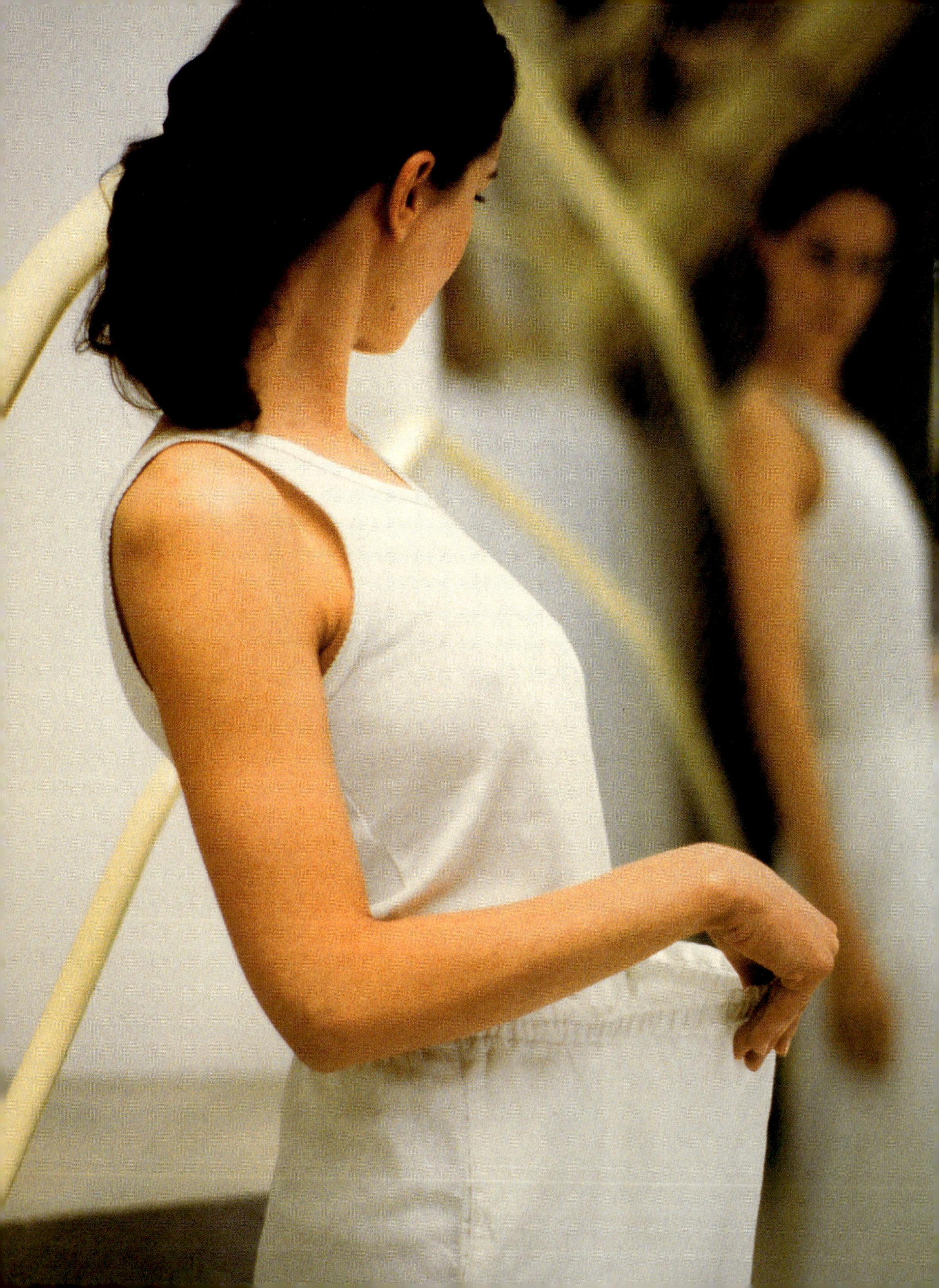

Abnehmen mit den Fünf Elementen

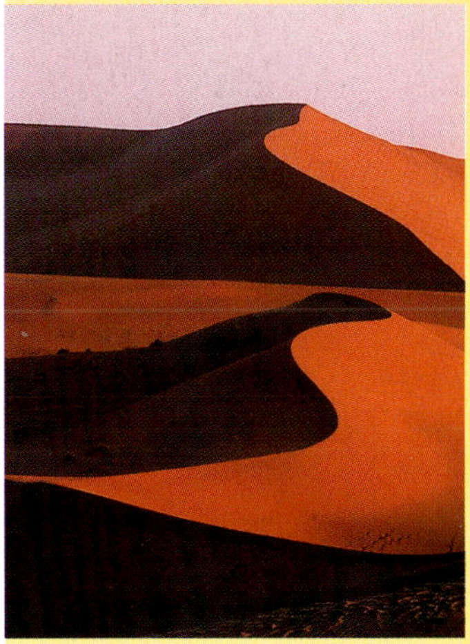

Wollen Sie ein paar Kilo weniger auf die Waage bringen? Wenn Sie dabei die Elemente berücksichtigen, erreichen Sie Ihr Ziel leichter, als Sie denken – und Sie gewinnen die Identität, mit der Sie sich am wohlsten fühlen.

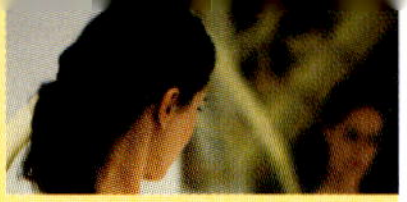

Lustvoller Gewichtsverlust

Gewicht loszulassen entspricht nach dem Fünf-Elemente-Modell einerseits dem Erdelement (körperliche Analogie: Verdauungstrakt) und andererseits dem Metallelement (Transformation, Wandlung).

Es geht um Ihre Identität!

Zu Beginn wünschen Sie sich vielleicht nur einen schlankeren Körper. Aber wenn Sie dann langsam abnehmen, endlich wieder in die alte (und in die neue) Kleidung passen, bemerken Sie, daß sich auch noch manches andere »bewegt«: Das andere Geschlecht betrachtet Sie mit einemmal aufmerksamer – das ist aufregend und verwirrend zugleich. Sie werden darauf angesprochen, wie Sie denn nun das geschafft hätten ... Verunsichernde Kommentare, denn natürlich fragen Sie sich: Wie hat man mich denn vorher wahrgenommen? Darüber hinaus müssen Sie sich die schmerzenden Bemerkungen geübter Pessimisten anhören, wie: »Na ja, das hab´ ich auch schon öfter probiert. Du wirst sehen, der Erfolg hält nicht lange an. Bald bist du wieder die (der) alte ...« Wie bitte? Aber gerade das wollen Sie doch werden: die/der alte, so wie Sie früher waren, samt schlankem Körper, Fitneß und so weiter!

In den meisten Situationen des Lebens sind Gewinne attraktiv. Wer möchte schon verlieren? Beim Gewicht ist das anders. Aber vielleicht ist die Vorstellung, Gewicht loszulassen, angenehmer, als Pfunde zu verlieren?

Wer wollen Sie (wieder) sein?

Fragen Sie sich ruhig mal: Welche Ihrer Identitäten wäre denn nun wirklich ein lohnendes Ziel? Und zu welchem Preis wollen Sie es erreichen? Wie wollen Sie auf andere wirken? Und welche körperliche Erscheinung brächte Ihnen das größte Wohlbehagen? Transformation, Wandlung, Abschied und Neubeginn ... Es geht um mehr als ein paar Kilo hin oder her – es geht um Ihre Identität!
Also: Wer wollen Sie sein? Wie gefallen Sie sich selbst wirklich? Wenn Sie das herausgefunden haben und danach leben (und eventuell auch ein paar Kilo abgenommen haben), werden Sie ganz sicher sehen: Sie gefallen auch Ihren Mitmenschen besser!

Die Diäten-Falle

Es ist eine deprimierende, aber leider immer wieder bestätigte Tatsache: Die meisten Versuche, Gewicht zu verlieren, enden auf die Dauer unbefriedigend. Wie oft haben Sie schon – auf die eine oder andere Art, mit unterschiedlichen erfolgversprechenden Diäten – versucht abzuspecken und sind gescheitert? Womöglich brachten Sie ein paar Wochen danach sogar mehr auf die Waage als vor der Diät. Dann beriefen Sie sich vielleicht auf fadenscheinige »Erklärungen« wie »Ich bin einfach erblich benachteiligt. Bei meiner Mutter ist es das gleiche: Sie nimmt auch schon zu, wenn sie das Essen auch nur ansieht ...« oder »Mein Stoffwechsel ist nicht in Ordnung ...«.

Mit der Fünf-Elemente-Ernährung nehmen Sie Gewicht ab, während Sie lustvoll schlemmen! Voraussetzung: Ihre Nahrung bringt alle Elemente ins energetische Gleichgewicht.

Gibt es einen Ausweg?

Es gibt tausend Hypothesen zum Thema Leibesfülle, und wenig wirkliche Erfolge für die, die sich eine geringere wünschen. Der Jo-Jo-Effekt von Diäten erklärt nun zwar endlich wissenschaftlich, warum man nach der Abnehm-Kur gleich wieder zunimmt – oft mehr als bis zum Ausgangsgewicht –, aber deprimiert sind wir dennoch. Soll´s denn gar keine Lösung geben?

Es gibt tatsächlich einen Weg, lustvoll und dauerhaft die Pfunde purzeln zu lassen, und die Fünf Elemente Holz, Feuer, Erde, Metall und Wasser helfen uns dabei. Doch zunächst, bevor wir Gewicht verlieren können, müssen wir eine »Bestandsaufnahme« machen, denn wir müssen zu einer Veränderung – die Gewichtsabnahme und somit eine neue Identität – wirklich bereit sein. Das im folgenden vorgestellte Pyramiden-Modell hilft uns dabei, mögliche Hindernisse auf dem Weg, der uns zu geringerem Körpergewicht führt, beiseite zu schaffen.

Die Dilts-Pyramide

Der amerikanische Psychologe Robert Dilts beschäftigte sich lange Zeit mit den verschiedenen Einflüssen auf das menschliche Verhalten und mit der Möglichkeit, Verhaltensänderungen durchzuführen. Er beschrieb Veränderungsprozesse anhand der nach ihm benannten Dilts-Pyramide, die wie folgt aufgebaut ist:

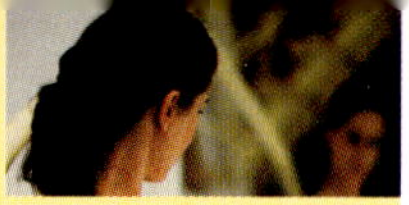

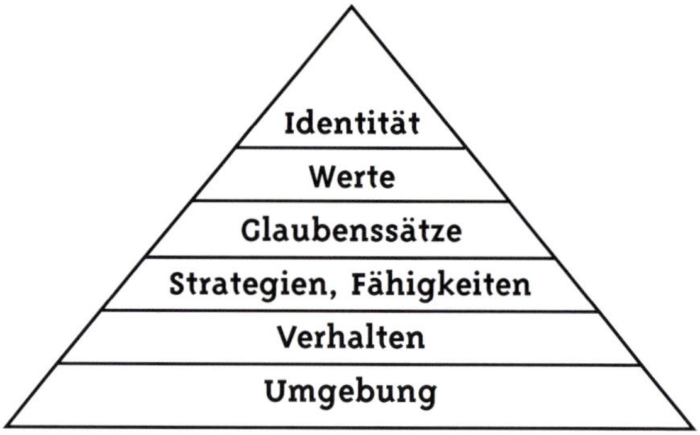

TIP

Hinterfragen Sie Ihre Gewohnheiten – und seien Sie ehrlich zu sich selbst! Unser Verhalten wird von klein auf durch Muster und Vorbilder geprägt, und wir hinterfragen sie viel zu selten.

Jede der Ebenen in dieser Pyramide hat eine Bedeutung für unser Verhalten. Die Ebenen sind hierarchisch organisiert, und jede beeinflußt die jeweils über ihr liegenden. Wie sieht diese Pyramide nun zum Thema Gewichtsreduktion aus? Bei der Beantwortung dieser Frage fangen wir bei der »Basis« an.

Umgebung

Attraktivität ist immer von der Umgebung, dem gesellschaftlichen Standard, abhängig. Ein Fotomodell muß im medizinischen Sinne extrem untergewichtig sein, um im Beruf Erfolg zu haben; auf dem Land sind etwas fülligere Menschen weniger auffällig als in der Stadt; im Orient gelten schwer übergewichtige Menschen als wohlhabend und damit attraktiv. Man könnte also, um mit seiner Leibesfülle als attraktiv zu gelten, auch in die Arabischen Emirate umsiedeln – Abnehmen wäre dann überflüssig!

Verhalten

Essen ist eine Gewohnheitssache. Als Kinder imitieren wir unsere Eltern, und wir folgen (mehr oder weniger zähneknirschend) ihren Anweisungen: »Wenn du deinen Teller nicht leer gegessen hast, darfst du nicht spielen gehen« – manch ein Übergewichtiger ißt in der Folge zeit seines Lebens brav alles auf, egal, ob sein Körper Hunger signalisiert oder nicht. Das Eßverhalten ist tief verwurzelt: »Papa hat schon immer viel Fleisch gegessen; ich bin jetzt ein Mann – da mach´ ich´s genauso ...«

Strategien und Fähigkeiten

Die komplexen Verhaltensmuster reichen schon in die nächste Ebene der Dilts-Pyramide hinauf: die der Strategien und Fähigkeiten. Durch das Lernen an Modellen und Mustern bilden wir unsere Verhaltensweisen aus. Besondere Fähigkeiten helfen uns auf diesem Wege. Sind wir erfolgreich, dann speichern wir die Strategie ab, die zum Erfolg verhalf und die eine komplexe Kette von Verhaltensweisen nach sich zieht. Was haben wir über nützliche Strategien am Eßtisch gelernt? Nützlich ist alles,

- was Strafe vermeidet,
- was den Genuß erhöht,
- was den Platz in der sozialen Rangfolge klar herausstellt (»Papa bekommt zuerst serviert – ich will werden wie Papa!«),
- was hilft, Aufmerksamkeit (= soziale Belohnung) zu bekommen (»Wenn ich nicht esse, ist Mama sehr besorgt um mich; das tut irgendwie gut ...«).

Wenn Sie mögen, bitten Sie doch mal einen vertrauten Menschen, der öfter mit Ihnen ißt, Ihnen seine Wahrnehmung Ihres Eßverhaltens zu schildern: Wie essen Sie, und was fällt dabei auf ? Und nehmen Sie sich Zeit für einen kleinen gedanklichen Spaziergang: Wo, wie und unter welchen Bedingungen aßen Sie als Kind, als Jugendlicher, als junger Erwachsener? Wieviel Zeit hatten Sie dafür? Inwieweit durften Sie Ihr Essen mitbestimmen? Fragen dieser Art können Ihnen zeigen, mit welchen – vielleicht bisher unbewußten – Strategien Sie Ihre Nahrung aufnehmen.

Glaubenssätze

- »In unserer Familie waren alle übergewichtig, also ist es wohl erblich bedingt.«
- »Mein Stoffwechsel ist zu träge.«
- »Wenn man schlank ist, wird man zuviel von Männern angemacht.«
- »Bei mir schlägt alles an, sogar Wasser!«
- »Wenn ich abnehme, verliere ich mein Schutzpolster gegen die rauhe Umwelt.«

»«

»Wir leben nicht, um zu essen, wir essen um zu leben!«

(Sokrates)

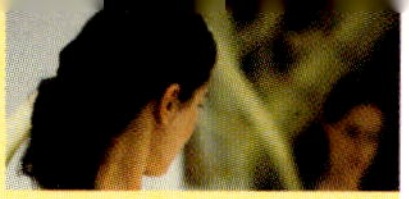

Solche Einstellungen nennt Robert Dilts »Glaubenssätze«. Mehrere zusammengehörende Glaubenssätze bilden sogar ein ganzes »Glaubenssystem«. Glaubenssätze sind so wirksam, daß sie unser Verhalten steuern. Und sie gewinnen immer! Mit dem Glaubenssatz »Ich kann nicht normalgewichtig sein« ist zum Beispiel jeder Versuch einer Gewichtsreduktion zum Scheitern verurteilt.

Woher kommen die Glaubenssätze?

Glaubenssätze entstehen früh in unserem Leben. Weil wir als Kinder die Aussagen der Erwachsenen in den ersten Jahren ungeprüft aufsaugen (man denke nur an den Weihnachtsmann und den Osterhasen!), besitzen wir bald ein ganzes Inventar von mehr oder weniger nützlichen Einstellungen, die unser Verhalten beeinflussen. Und Glaubenssätze haben die Tendenz, sich ihre Gültigkeit selbst zu beweisen. Anders ausgedrückt: Wir beweisen uns die Richtigkeit unserer inneren Überzeugungen durch unser Verhalten. Ein Beispiel: Ein Junge hat den Glaubenssatz »Ich bin unattraktiv. Kein Mädchen interessiert sich für mich«. Mit dieser Grundeinstellung wird er jedoch die Blicke der Mädchen meist gar nicht bemerken. Und irgendwann wird es dann für diese natürlich uninteressant, und sie schauen wirklich nicht mehr zu ihm herüber.

„Ich will gar nicht abnehmen, denn Runde haben mehr Spaß!« – ein Glaubenssatz.

Was kann man gegen schädliche Glaubenssätze tun?

Erst wenn wir erwachsen werden, können wir diese Sammlung von Glaubenssätzen bewußt »ausmisten«. Die Schwierigkeit dabei ist jedoch, erst mal herauszufinden, welche Glaubenssätze wir überhaupt in uns tragen. Sie erscheinen uns wegen ihrer frühen Entstehung so selbstverständlich, daß wir meist gar nicht auf die Idee kommen, sie anhand der Wirklichkeit zu überprüfen.
Mit therapeutischen Hilfen wie Kinesiologie oder Neurolinguistisches Programmieren (NLP) können Sie Glaubenssätze entdecken. Und kennen Sie sie erst einmal, können Sie entscheiden, ob Sie weiter mit ihnen leben wollen oder nicht. (Es gibt ja auch nützliche Glaubenssätze wie: »Ich habe immer Glück«, »Lernen fällt mir leicht«, »Ich halte mühelos mein Optimalgewicht.«)

Lauschen Sie in einer gemütlichen Stunde einmal nach innen: Welche Grundsätze in bezug auf das Essen halten Sie für unumstößlich und wahr? Wie klingt es, wenn Sie zu diesen Grundsätzen neue, andere Zusatz-Formulierungen finden? »In unserer Familie leiden viele an Übergewicht ... Ich freue mich darüber, die Ausnahme von dieser Regel zu sein.« »Ich genieße mein Essen ... und freue mich immer am richtigen Gewicht.« Solche unterstützenden Glaubenssätze werden Ihnen schließlich den Weg zu Ihrem Traumgewicht ebnen.

TIP

Kennen Sie Ihre Glaubenssätze zum Thema Gewicht und Essen? Forschen Sie danach, und betrachten Sie sie kritisch!

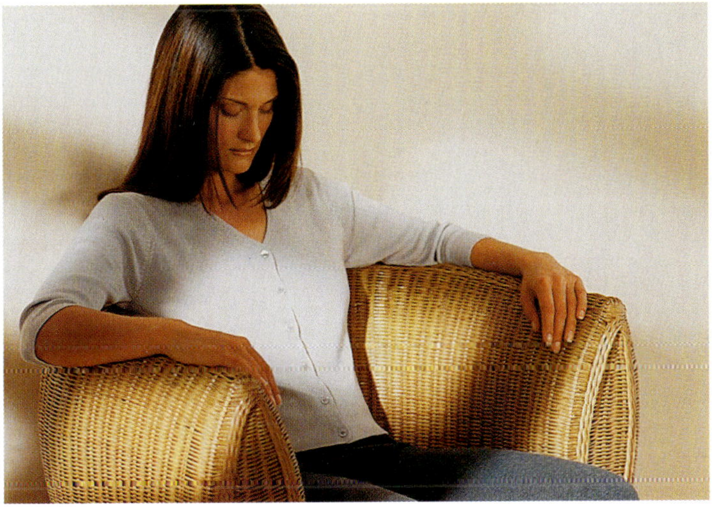

Hören Sie nach innen, um Ihre Glaubenssätze zu erkennen.

Werte

Auch die nächste Ebene der Pyramide ist fest in uns verwurzelt: Werte bedeuten uns viel, für unsere Werte kämpfen wir, und durch diese Werte sind wir motivierbar. Werte sind abstrakte Grundhaltungen, die unser Leben bestimmen. Ein paar Beispiele: »Gemeinschaft stellt einen hohen Wert für mich dar. In einer gemütlichen Tischrunde esse ich schon mal mehr, als ich eigentlich brauche«; »Harmonie bedeutet mir viel. Um meine Frau nicht zu enttäuschen, esse ich noch eine zweite Portion« ...

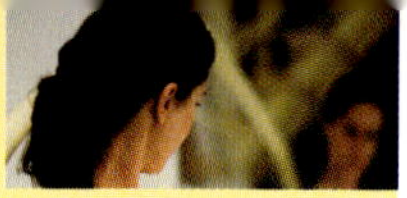

TIP

Manche Menschen entdecken bei der Beschäftigung mit diesen Fragen mehr Unklarheiten als Antworten. Falls es Ihnen so ergeht, nehmen Sie Ihre noch nicht definierte Identität liebevoll an und bitten Sie Ihr Inneres um Entwicklung all Ihrer noch im verborgenen liegenden Schätze.

Lernen Sie Ihre Werte kennen

Wenn Sie Ihre Werte erst einmal kennenlernen wollen, überlegen Sie bitte, wodurch Sie motivierbar sind: Aus welchen Gründen üben Sie Ihren Beruf aus? Warum haben Sie sich für oder gegen eine eigene Familie entschieden? Was bedeutet Ihnen Nahrung und Gesundheit?
Wenn Sie auf diesem Weg verschiedene Werte gesammelt haben, können Sie diese als nächstes hierarchisch ordnen: Was ist Ihnen wichtiger bei Ihrer Arbeit: viel Geld oder Spaß? Wenn Sie nur eines bekommen könnten, Schlemmerei oder Gesundheit – was würden Sie wählen? Diese Fragen sind oft nicht ganz klar zu beantworten. Aber sie bringen Sie mit sich selbst in Kontakt und machen Ihnen Ihre inneren Strukturen bewußter.

Identität

An der Spitze der Pyramide steht Ihre Identität, die Antwort auf die Frage »Wer bin ich?«. Unsere Identität bildet sich im Laufe unserer Entwicklung immer vielschichtiger aus. Alle unsere Erfahrungen, das, was wir von anderen über uns selbst hören, die Vorbilder, die uns beeindrucken und denen wir nacheifern – das alles trägt zum Wachsen und Werden unserer Identität bei. Dabei verlieren wir jedoch manchmal aus dem Blickfeld, daß diese Identität lebendig wandelbar und nicht statisch oder gar von einem Schicksal für immer vorgegeben ist.

Wer wollen Sie werden?

In Ihnen leben mehrere Identitäten, und Sie können diejenige fördern und entwickeln, die Ihnen am meisten Erfüllung schenkt. Sind Sie wirklich »die Übergewichtige«, die sich seit ihrer Kindheit boshafte Bemerkungen anhören muß? Oder hat sich Ihr innerster Kern nur mit einem Bild identifiziert, das im Laufe Ihres Lebens langsam wuchs und dann immer vertrauter und selbstverständlicher wurde?
Wir alle sind herzlich eingeladen, unsere eigene Identität kennenzulernen und uns ihrer Wandelbarkeit bewußt zu werden. Ein ausgewogenes Metallelement schenkt uns den Mut zur Transformation und die Fähigkeit loszulassen – erst die behindernden Einstellungen und dann die überflüssigen

Pfunde. Wenn Sie sich bei diesem Prozeß Unterstützung wünschen, helfen Ihnen Beratungen aus der Kinesiologie und aus der Neurolinguistik (siehe »Bücher, die weiterhelfen«).

Setzen Sie sich ein Ziel!

Unser bewunderungswürdiger »Computer«, das Gehirn, arbeitet nach genau festgelegten Strukturen. Wenn Sie sich ein Ziel setzen, sollten Sie diese kennen:

- Das Gehirn versteht nur positiv formulierte Aussagen; Verneinungen werden unbewußt gestrichen. Die Botschaft »Es macht mir nichts aus, auf Süßes zu verzichten« versteht Ihr Unbewußtes als »Es macht mir etwas aus ...«. Besser wäre also: »Der Verzicht auf Süßes fällt mir leicht.«
- Ihr Ziel sollte meßbar sein, denn Ihr Gehirn arbeitet nur dann motiviert daran, wenn es weiß, wann Sie angekommen sind.
- Damit Ihr Gehirn den Weg zum Ziel frei macht, muß dieses realistisch sein. Das Gehirn weiß genau, daß Sie in der Weihnachtszeit nicht bereit sein werden, zehn Pfund pro Woche abzunehmen, und streicht diese Idee sofort. Bieten Sie ihm lieber etwas Überzeugenderes an: Zehn Pfund in fünf Wochen abzunehmen wäre schon realistischer.
- Wann, was genau, wie genau? Diese Fragen müssen in Ihrer Zielformulierung beantwortet sein. Erst dann ist Ihr Gehirn bereit, sich aktiv und kreativ mit Ihrem Ziel zu befassen.

»Am 1. Dezember wiege ich 60 kg« – dieser Satz ist sehr präzise und hat deshalb Zugkraft. Ihr Gehirn und Ihr Unbewußtes verstehen, wohin sie sich bewegen sollen. Sie werden den Weg ebnen, und Ihr Plan entwickelt sich. Lassen Sie sich überraschen, wie einfach und dynamisch plötzlich alles in Bewegung kommt!

Motivieren Sie sich

Damit aber auch wirklich alles klappt, müssen Sie noch einmal genau betrachten, was es bedeutet, dieses Ziel zu erreichen. Hierfür laden wir Sie wieder zu einer kurzen Phantasiereise ein:

Werte sind unsere stärksten – oft unbewußten – Motivationen. Wenn Sie Ihr Ziel mit einem Wert verknüpfen, erhält es noch mehr Attraktivität. Bedeutet Ihnen Gesundheit viel? Dann freuen Sie sich darauf, mit schwindenden Pfunden Ihrem Wert näher zu kommen.

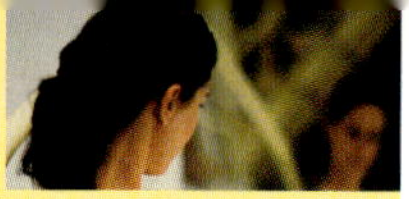

Ein realistisch formuliertes Ziel, das Sie in einer Zukunftsvision »vorgefühlt« haben, das präzise Ihren Wünschen und innersten Werten entspricht, ist so anziehend, daß Sie ganz mühelos und selbstverständlich darauf zugehen.

Motivations-Visualisierung

- Versetzen Sie sich mit einem gedanklichen Zeitsprung in Ihre eigene Zukunft, zum Datum Ihres Zieles. Also: Heute ist der 1. Dezember, und Sie haben tatsächlich Ihr Traumgewicht erreicht.
- Wie fühlen Sie sich? Fühlen Sie sich wirklich wohl, so wie Sie jetzt sind? Wie sehen Sie aus? Welche Kleidung tragen Sie? Was sagen Ihre Freunde, Ihre Kollegen und Ihre Familie zu Ihrem neuen Erscheinungsbild? Wie wirken Sie auf andere? Sind Sie rundherum glücklich und zufrieden mit Ihrem Körper? Sehen Sie wohlwollend in einen Spiegel? Oder hätten Sie gern noch irgendein Detail verändert?
- Blicken Sie nun aus der Zukunft noch einmal über Ihren Lebensweg bis in die Jetztzeit zurück. Welche Stationen haben Sie durchlaufen, um Ihr Wunschgewicht zu erreichen? Welche Schwierigkeiten lagen auf Ihrem Weg? Wie haben Sie diese Probleme überwunden oder aus der Welt geschafft? Was motivierte Sie, bei der Stange zu bleiben? Hat sich Ihr Einsatz schließlich gelohnt? Oder hätten Sie, rückblickend betrachtet, irgend etwas anders machen sollen?
- Sammeln Sie alle Eindrücke, und kommen Sie dann ganz bewußt gemütlich und behutsam aus der Zukunft wieder zurück in die Gegenwart, ins Hier und Jetzt.

Nun wissen Sie, was Sie alles berücksichtigen müssen, um Ihr Wunschgewicht wirklich zu erreichen. Vielleicht hat sich Ihr Ziel während dieser Betrachtungen auch etwas verändert? Es kann sein, daß Sie bemerkt haben, daß es viel zu anstrengend werden würde, schon am 1. Dezember am Ziel sein zu wollen. Unter Umständen können Sie mit mehr Freude auf Ihr Ziel zugehen, wenn Sie sich fünf, sechs Monate mehr Zeit dafür genehmigen? Sie haben jetzt die Gelegenheit, Ihr gut durchdachtes Ziel noch einmal ganz genau und für Sie passend zu formulieren. Und Sie werden schließlich sehen: Dieses Ziel bekommt magnetische Anziehungskraft! Sie können sich jetzt schon darauf freuen!

Die Fünf Elemente als »Diät-Helfer«

Wenn Sie sich an die nachfolgenden Empfehlungen halten, können Sie essen, soviel Sie wollen, und dennoch werden Ihre Pfunde dahinschmelzen.

Kein Kalorienzählen mehr!

Während Sie nun auf Ihr Ziel zugehen, bereitet Ihnen die Küche der Fünf Elemente freudige Überraschungen, denn mit der energetisch richtigen Nahrung dürfen Sie

- soviel essen, wie Sie möchten,
- auf das Wiegen, Messen und Auszählen von Mengen und Kalorien ab sofort verzichten,
- ab und zu eine Ausnahme von allen Regeln genießen und auch mal so richtig schlemmen.

Ihr Körper wird Ihnen nach kurzer Zeit zeigen, womit er sich am wohlsten fühlt. Danken Sie Ihrem Organismus dafür, indem Sie auf ihn hören und ihn respektieren. Geben Sie ihm die Nahrungsmittel, die ihm jetzt guttun, die er aus energetischer Sicht braucht. Viele schlechte Gewohnheiten, die Sie jetzt noch haben, werden sich dann ganz mühelos verwandeln, sich vielleicht wie von selbst abstellen (zum Beispiel die leidigen Heißhungerattacken auf Süßes).

Holzelement

Wenn Sie Übergewicht haben, ist Ihr Holzelement vermutlich gestaut. Bitte überprüfen Sie dies mit Hilfe des Tests auf Seite 51, und halten Sie sich an die dort gegebenen Hinweise. Daneben pflegen Sie Ihr Holzelement mit:

- erfrischenden Lebensmitteln des Holzelementes,
- täglich einem Glas verdünnten Zitronensaft,
- zwei- bis dreimal pro Woche einem Glas trockenen Weißwein (Riesling) zur Energieverteilung,
- ausreichend körperlicher Bewegung,
- Übungen, siehe »Unterstützung des Holzelementes«.

Ein klassisches Diäten-Dilemma: Der kalorienarme, energetisch kühlende Salat schwächt Ihr Erdelement; in der Folge überfällt Sie Heißhunger auf Süßes; nach einem Schokoriegel fühlen Sie sich kurzzeitig wirklich besser; doch durch den Insulinschub (Insulin baut Süßes ab) wächst Ihr Appetit auf Süßes noch mal … Mit yangisierter, warmer Nahrung stärken Sie dagegen Ihr Erdelement, und der Heißhunger auf Süßes schwindet.

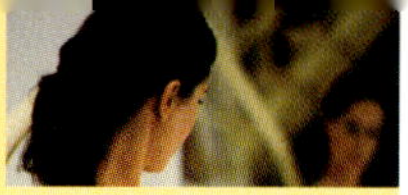

Feuerelement

Ihr Feuerelement sollte im Gleichgewicht sein, damit Sie voll Freude auf Ihr Ziel, eine neue (oder eine alte) Identität zu gewinnen, zugehen können. Bitte überprüfen Sie mit Hilfe des Tests auf Seite 62, ob Ihr Feuerelement eventuell spezielle Unterstützung durch den Speiseplan benötigt, und folgen Sie in diesem Fall den Empfehlungen der Auswertung. Befindet sich Ihr Feuerelement im Moment im Gleichgewicht, so können Sie es mit Lebensmitteln aus allen Kategorien des Feuerelementes versorgen.

Bitte achten Sie besonders auf ausreichende Flüssigkeitszufuhr (siehe »Tips für den Yang-Typ«, »Yinisieren«, Seite 24), denn jede Art von Hitze und/oder Flüssigkeitsmangel schädigt das Feuerelement. Und ein gestautes Feuerelement kann wiederum das nachfolgende Erdelement nicht ausreichend füttern – die für Ihr Ziel des Abspeckens notwendige Transformation wird dann um so schwieriger.

Reichlich frisches Quellwasser (noch besser: gekochtes Wasser) zu trinken ist außerdem nützlich, um die bei der Gewichtsreduktion anfallenden Schlackstoffe abtransportieren und ausscheiden zu können.

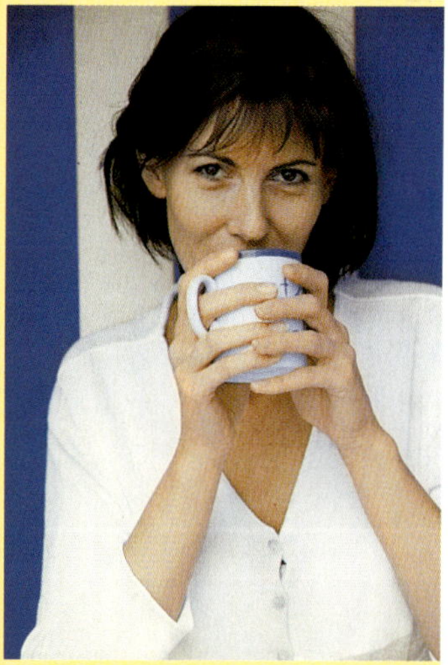

Heißes, 15 Minuten gekochtes Wasser stärkt Ihr Erdelement.

Erdelement

Wenn Sie Gewicht loslassen möchten, sollten Sie Ihr Erdelement ganz besonders liebevoll pflegen. Denn in Ihrer Körpermitte und im Verdauungstrakt werden in der nächsten Zeit viele Umstellungen und Neuanpassungen stattfinden, und diese unterstützen Sie am besten durch besondere Aufmerksamkeit fürs Erdelement (siehe Seite 109-114). Bei der Lebensmittelzubereitung und beim Essen berücksichtigen Sie bitte folgende Punkte:

- Wählen Sie hauptsächlich wärmende und heiße Lebensmittel aus dem Erdelement (siehe Poster).
- Yangisieren Sie Ihre Nahrung (siehe Seite 22).
- Trinken Sie reichlich gekochtes, heißes Wasser.
- Vermeiden Sie das Trinken während der Mahlzeiten. Ihre Hauptflüssigkeitsmenge sollten Sie etwa eine Stunde vor dem Essen zu sich nehmen, denn Getränke während des Essens schwächen das Milz- und Magen-Qi.

- Verzichten Sie auf den Verzehr von Tiefkühlkost und Mikrowellennahrung.
- Verzichten Sie auf Kuhmilchprodukte mit Ausnahme von Butter und Sahne, denn Kuhmilch kühlt und produziert Schleim und stört damit das Erdelement. Als Ersatz versuchen Sie vielleicht den »Reistraum«, ein natürliches Getränk aus dem Reformhaus, oder auch Ziegen- und Schafsmilchprodukte.

Metallelement

Auch Ihr Metallelement sollte jetzt eine liebevolle Pflege erhalten. Zum Dank wird es Sie mit dem Mut und der Kraft für eine Umwandlung und einen Neubeginn beschenken und das Erreichen Ihres Zieles somit gut unterstützen. Bitte prüfen Sie mit Hilfe des Tests auf Seite 81, ob Ihr Metallelement möglicherweise spezifische Hilfe benötigt. Ist Ihr Metallelement im Gleichgewicht, so können Sie Lebensmittel aus allen Kategorien dieses Elementes zu sich nehmen. Falls Sie einige Fragen mit »Ja« beantwortet haben, folgen Sie bitte den Empfehlungen der Auswertung. Außerdem sollten Sie während des Abnehmens noch folgende Punkte beachten:

- Würzen Sie Ihre Speisen regelmäßig mit einer dezenten Schärfe.
- Achten Sie auf einen aromatischen, wohltuenden Duft der Gerichte – verwenden Sie dafür viele Kräuter und Gewürze.
- Nehmen Sie unbedingt genügend Flüssigkeit (am besten abgekochtes Wasser) zu sich, denn Trockenheit schädigt auch Ihr Metallelement.
- Stellen Sie sich mehrmals täglich vor, wie angenehm es ist, sich von unnötigem Ballast zu befreien und sich auf Neues, vielleicht sogar auf eine neue Identität, freuen zu können.

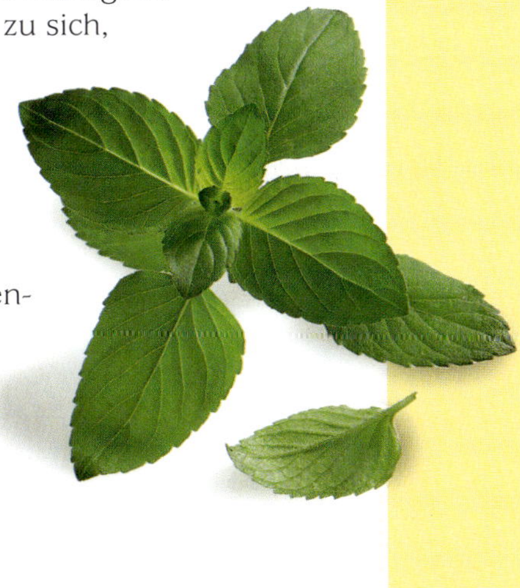

Die Minze gehört zu den kalten Nahrungsmitteln des Metallelementes. Wenn Sie sie regelmäßig in Ihren Speisen verwenden, wird es Ihnen Ihr Lungen-Funktionskreis durch Wohlbefinden danken. Und daß Sie sich wohl fühlen, ist beim Abnehmen besonders wichtig.

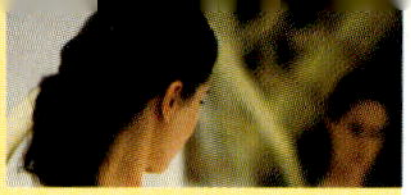

Wasserelement

Um sich frisch und vital zu fühlen, brauchen Sie ein gut gefüttertes Wasserelement. Ihre Nieren benötigen ausreichend Yin und Yang aus der Nahrung. Zunächst überprüfen Sie wieder die momentane Situation Ihres Wasserelementes anhand des Tests auf Seite 91. Falls es sich im Ungleichgewicht befindet, richten Sie sich nach den Anweisungen im Auswertungsteil. Bitte bevorzugen Sie generell während des Abnehmens Lebensmittel der warmen und heißen Kategorie des Wasserelementes (siehe Poster), und beachten Sie darüber hinaus folgende Empfehlungen:

- Mineralwasser sollte möglichst ohne Kohlensäure genossen werden, um Ihre Wärmeenergie zu schützen.
- Essen Sie öfter mal, ruhig mehrmals pro Woche, ein Stückchen Fisch.
- Verzichten Sie möglichst auf Tiefkühlkost und Mikrowelle, denn sie schwächen die Nierenkraft.
- Achten Sie darauf, Ihr Metallelement über die Ernährung und mit den Tips im dritten Kapitel gut zu unterstützen, damit es Ihr Wasserelement im Fütterungszyklus ausreichend versorgt.

Leicht und froh wie ein Fisch im Wasser werden Sie sich bald fühlen, wenn Sie, gut gerüstet mit einem anziehenden Ziel und der Unterstützung Ihrer Fünf Elemente, schließlich alle überflüssigen Pfunde loslassen.

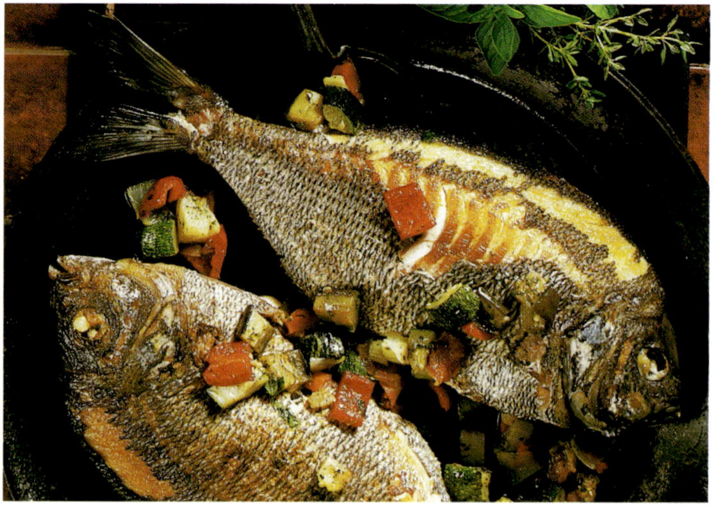

Essen Sie auch während Ihrer Abnehm-Kur öfter mal Fischgerichte.

Es kann losgehen!

Nun sind Sie gut gerüstet, um einen lustvollen Gewichtsverlust zu erleben. Ihr Unbewußtes und Ihr Gehirn werden Ihnen helfen, Ihr Ziel zu erreichen. Die Kraft Ihrer Fünf Elemente wird harmonisch fließen, Ihre Lebenskraft steigern und Sie immer wieder neu ermutigen, Ihr Ziel nicht aus den Augen zu verlieren.

Falls es auf Ihrem Weg die eine oder andere Überraschung oder auch Verzögerungen geben sollte, wird Ihnen Ihr Metallelement helfen, flexibel auf neue Situationen zu reagieren und somit immer das Beste daraus zu machen.

Ihr Wasserelement wird dafür sorgen, daß Sie immer wieder mit neuer Frische und vital an Ihr Ziel herangehen. Es wird den ganzen Zyklus und Ihren Organismus mit der nötigen Lebenskraft versorgen und so zum Gelingen Ihres Vorhabens beitragen. Ihr Feuerelement wird Sie mit Freude und Güte unterstützen und Ihnen das Gefühl geben, stolz auf sich sein zu dürfen. Ihr Holzelement wird Ihnen helfen, sich durchzusetzen und zu behaupten in Ihrem Vorhaben. Es wird Ihnen den Neubeginn dynamisch und verlockend gestalten und Ihnen helfen, Ihre »Neugeburt«, Ihre neue Identität wirklich zu feiern.

Das Erdelement als Funktionskreis der Mitte schließlich wird – gut gewärmt durch die Nahrung – den Prozeß des Sortierens, Aufnehmens und Ausscheidens leisten. Es wird Sie von Ballast befreien – im Körperlichen wie im Seelischen und auch in Ihrer Gedankenwelt. Dadurch werden die Beziehungen zu Ihren Mitmenschen wieder freier, harmonischer und lebendiger, denn Ihr Erdelement wird Ihnen mit Sicherheit die »richtigen Verbindungen« schenken – Ihre Vernetzung mit einer nährenden, unterstützenden Umwelt. Sie erhalten Komplimente, die Sie auf Ihrem Weg bestätigen. Ihr neues Eßverhalten wird sich langsam als neue Strategie im Leben erweisen. Dabei wachsen neue Glaubenssätze (»Ich bin schlank und attraktiv!«), und vielleicht bekommt auch einer Ihrer Werte eine neue Bedeutung. Ihre Identität wandelt sich schließlich ganz behutsam in die Richtung, von der Sie schon lange geträumt haben.

Wir wünschen Ihnen Glück, Erfolg und Genuß beim Neuwerden Ihres Seins!

„Der Langsamste, der sein Ziel nicht aus den Augen verliert, geht noch immer geschwinder als jener, der ohne Ziel umherirrt.«

(Lebensphilosophie)

Bücher, die weiterhelfen

Behrendt, Joachim Ernst, Ich höre also bin ich; Bauer Verlag, Freiburg

Behrendt, Joachim Ernst, Nada Brahma – Die Welt ist Klang; Rowohlt Verlag, Reinbek

Burmeister, Alice, Monte, To, Heilende Berührung; Droemer Knaur, München

Chang, Stephen T., Das Tao der Ernährung; Ariston Verlag, Genf, München

Diamond, Dr. John, Die heilende Kraft der Emotionen; VAK Verlag, Freiburg

Dilts, Robert, Identität, Glaubenssysteme und Gesundheit; Junfermann Verlag, Paderborn

Fahrnow, Ilse M. u. Jürgen H., Sator, Günther, Feng Shui und die 5-Elemente-Küche; Gräfe und Unzer Verlag, München

Fahrnow, Ilse M. u. Jürgen H., Sator, Günther, Feng Shui in der Küche; Gräfe und Unzer Verlag, München

Flaws, Bob, und Wolfe, H. Lee, Das Yin und Yang der Ernährung; O. W. Barth Verlag, München

Hackl, Monnica, Qi Gong für jeden Tag; Ullstein Verlag, Frankfurt

James, Tad, Time Line; Junfermann Verlag, Paderborn

James, Tad, Time Coaching; Junfermann Verlag, Paderborn

Kaptchuk, Ted J., Das große Buch der chinesischen Medizin; O. W. Barth Verlag, München

Kirchhoff, Jochen, Klang und Verwandlung; Kösel Verlag, München

Lao Tse, Tao Te King; Hugendubel Verlag, München

Oberlack, Helmut, Tai Ji Quan; Gräfe und Unzer Verlag, München

Rochlitz, Steven, Die fehlende Dimension: Energiebalance; Knaur Verlag, München

Sator, Günther, Feng Shui-Harmonie für Liebe und Patnerschaft; Gräfe und Unzer Verlag, München

Schwind, Peter, Alles im Lot - Eine Einführung in die Rolfing-Methode; Hugendubel (Irisana), München

Schwitzer, Silvana, Zen und die Kunst des Essens; Ueberreuter Verlag, Wien

Temelie, Barbara, Ernährung nach den Fünf Elementen; Joy Verlag, Sulzberg

Video

Fahrnow, Dr. Ilse-Maria/ Fahrnow, Jürgen: Mit fünf Elementen in lukullische Sphären, VHS-Video, ISBN 3-932190-49-1

Adressen, die weiterhelfen

Deutsche Ärztegesellschaft für Akupunktur DÄGfA, Würmtalstraße 54, München

Zentralverband der Ärzte für Naturheilverfahren ZÄN, Alfredstraße 21, 72250 Freudenstadt

Für Kochkurse und Seminare zur Fünf-Elemente-Ernährung und zu den beschriebenen Psychotherapietechniken wenden Sie sich bitte an:

Dr. med Ilse-Maria Fahrnow
und Jürgen Heinrich Fahrnow
Wörthstraße 43
81667 München

European Rolfing Association e.V., Kapuzinerstraße 25
80337 München

Rezeptregister

Sachregister

Alphabetisches Nahrungsmittelverzeichnis

Die Lebensmittel mit Zuordnung zu den Fünf Elementen und thermischen Qualitäten

Abkürzungen:

H = Holz	**h = heiß**
F = Feuer	**w = warm**
E = Erde	**n = neutral**
M = Metall	**kü = kühl**
W = Wasser	**ka = kalt**

Aal (Ww)
Äsche (Wn)
Agar Agar (Wn)
Alge (Wka)
Altbier (Fkü)
Ananas (Hka)
Angelikawurzel (Fh)
Anis (Mh/Eh)
Apfel (Ekü/Hkü)
Apfelwein (Hkü)
Aprikose (Ew/Fw)
Aubergine (Ww)
Auslesewein (Hn)
Austernpilz (Eka)
Avocado (Ekü)

Bachkrebs (Hh/Wh)
Badischer Wein (Hkü)
Balsamicoessig (Hw)
Bambussprossen (Hka)
Banane (Eka)
Bärenkrebs (Hh/Wh)
Bärlauch (Mh)
Barsch (Wn)
Basilikum (Fw/Hw)
Beifuß (Fw)
Birne (Ekü)
Bitterschokolade (Fw)
Blattsalate (Hkü)
Blauschimmelkäse (Mw/ Ww)
Blumenkohl (En)
Blutwurst (Fka)
Bohnen, grüne (Hkü/Wkü)
Bohnenkeimlinge (Hkü)
Bohnenkerne, getrocknet (Wkü)
Bohnenkraut (Mn)
Bordeaux AC (Fkü)
Borretsch (Hkü)
Brennessel (Hw)
Brokkoli (En)
Brombeere (Hkü)
Brunnenkresse (Mkü)
Buchweizen (Fw)
Butter (Ekü/Wkü)

Cayennepfeffer (Mh)
Champagner (Hka)
Champignon (Eka)
Chardonnay (Hn)
Chianti (Fka)
Chicorée (Fkü)
Chili (Mh)

Chinakohl (Eka)
Clementine (Hn)
Cognac (Fh)
Curry (Mh)

Dattel (En)
Dill (Ekü/Hkü)
Dinkel (Ew)
Dorsch (Wkü)
Drachenfisch (Wka)

Eigelb (Ew/Ww)
Eisbergsalat (Fkü/Ekü)
Eiswein (Hw)
Eiweiß (Wkü)
Elsässer Wein (Hkü)
Endiviensalat (Fkü)
Ente (Hkü/Wkü)
Entenleber (Hka/Fka)
Erbsen (Ekü)
Erdbeere (Hkü)
Erdnüsse, ungesalzen geröstet (Mw)
Essig >7% Säure (Hh)
Essigessenz >20% Säure (Hh)
Essiggemüse (Hka)
Estragon (Hn)

Fabrikzucker (Eka)
Fasan (Mw)
Feige (En)
Felchen (Wh)
Feldsalat (Fn)
Fenchel (Ew/Ww)
Fenchelsamen (Eh)
Fencheltee (Ew)
Fisch, geräuchert (Wh)
Fischsuppe (Wka)
Flaschenkürbis (Hn/Wn)
Flunder (Wkü)
Flußkrebs (Hh/Wh)
Forelle (Wh)
Frischkäse (Wkü)

Gans (Mn)
Gänseleber (Fka/Hka)
Garnele (Wh)
Gartenkresse (Mn)
Gemüsesaft (Ekü)
Gemüsezwiebel (Mka)
Gerste (Ekü/Wkü)
Gerstenmalz (Eh)
Gewürzwegerich (Hw)
Glühwein (Fh)
Goldbrasse (Ww)
Granatapfel (Fka)
Grapefruit (Fkü)
Graupen (Ekü)
Grillfleisch (Fh)
Grünkern (En/Hn)
Gurke (Fka/Hka)

Hafer (Fkü)
Haferflocken (FKa)
Hagebutte (Fn/Hn)
Hagebuttentee (HKü)
Hai (Wka)
Hase (Mkü)
Haselnüsse (Hw)
Hefe (Hw)

Heidelbeere (Hkü)
Heilbutt (Wkü)
Hering (Wn)
Hibiskustee (Hkü)
Himbeere (Hw/Ww)
Hirsch (Mh/Wh)
Holunderbeere (Fkü)
Honig (Eh)
Huhn, aus Bodenhaltung (Mw)
Huhn, aus Käfighaltung (Hkü)
Hühnerleber (Fw)
Hummer (Hh/Wh)

Ingwer (Mh)

Joghurt (Hka)
Johannisbeere (Hkü)
Johannisbrotmehl (En)

Kabeljau (Wkü)
Kaffee (Fw)
Kakao (Fw)
Kaktusfeige (Ew)
Kalbfleisch (En)
Kalbshirn (Wka)
Kalbskopf (Eka)
Kalbskutteln (En)
Kalbsleber (Hkü)
Kalbsniere (Wkü)
Kaninchen (Hka)
Kapern (Fw)
Kapuzinerkresse (Mn)
Karambole (Hka)
Kardamom (Mw)
Karpfen (Wn)
Kartoffel (En)
Käse (Ekü/Wkü)
Kaviar (Wh)
Kefir (Hka)
Kerbel (En/Hn)
Kichererbsen (Ekü/Wkü)
Kirsche (Hw/Ww)
Kirschsaft (Fkü)
Kiwi (Hka)
Klebereis (Ew)
Knollensellerie (Mn/Fn)
Kohlrabi (Mkü)
Kohlrübe (Fka)
Kokosnuß (Eü)
Kolbenhirse (En/Wn)
Korianderkörner (Mw)
Korinthen (Ew)
Kreuzkümmel (Mw)
Kümmel (Ww)
Kürbis (Eka)
Kürbiskerne (Ww)
Kürbiskernöl (Hkü)

Lachs (Wh)
Lakritze (Eh)
Lammfleisch (Fw/Ww)
Lammleber (Hw)
Langkornreis (Mkü)
Languste (Hh/Wh)
Lauch (Mw/Hw)
Leinsamen (Fw)
Leinsamenöl (Fkü)
Liebstockl (Mw)
Likör (Eh)
Linsen (Ekü/Wkü)

Lorbeer (Mw)
Löwenzahn (Fka/Hka)

Madeira (Fh)
Mais (En)
Maisöl (Ekü)
Majoran (Fw)
Makrele (Ww)
Malventee (Hkü)
Malz (Ew)
Malzbier (En)
Malzzucker (Eh)
Mandarine (Hn)
Mandeln (Ew/Fw)
Mango (Eka)
Mangold (Hka)
Marmelade (Ew)
Marone (Wn/En)
Maronenpilz (Eka)
Marzipan (Ew)
Maulbeere (Wka)
Meeraal (Wkü)
Meerrettich (Mh/Fh)
Melasse (Eh)
Melisse (Hn)
Milch (Ekü)
Mineralwasser (Wka)
Mirabelle (En)
Miso (Wka)
Mispel (Fw/Hw)
Mohn (Fw)
Möhre (En/Wn)
Morchel (Eka)
Moselwein (Hka)
Muschel (Wn)
Muskat (Fh)
Muskatkürbis (Eka)

Nelken (Mw/Ww)
Nudel (Ekü)
Nüsse (Ew)

Obstsaft (Ekü)
Okra (Ew)
Olive (Fkü)
Olivenöl (Ekü)
Ölsamen (Ew)
Orange (Hkü)
Oregano (Fw)

Palmenmark (Fka)
Pampelmuse (Hka)
Papaya (Ekü)
Paprikapulver (Fn)
Paprikaschote (Ew)
Passionsfrucht (Hw)
Pektin (En)
Peperoni (Mh)
Perlhuhn (Mw)
Perlzwiebel (Mkü)
Petersilie (Hn)
Petersilienwurzel (En)
Pfälzerwein (Hkü)
Pfeffer, schwarz (Mw)
Pfeffer, weiß (Mh)
Pfefferminze (Mka)
Pfifferling (Eka)
Pfirsich (Mn)
Pflaume (Hn/Wn)
Physalis (Hw)

Pils (Fkü)
Piment (Mh)
Portwein (Fh)
Preiselbeere (Fn)

Quark (Hka)
Quitte (Fkü)
Quinoa (En/Wn)

Radicchio (Fn)
Radieschen (Mkü)
Rapsöl (Mw)
Rapunzelsalat (Fn)
Rebhuhn (Mw)
Rehwild (Mw)
Rettich (Mkü)
Rhabarber (Hka)
Riesling, jung (Hka)
Rinderherz (Fn)
Rinderleber (Hn)
Rinderniere (Ww)
Rindfleisch (Ew)
Rioja (Fn)
Risottoreis (Eka)
Rochen (Wka)
Roggen (Ekü)
Rosenkohl (Ew/Fw)
Rosenpaprika (Fw)
Rosinen (Ww)
Rosmarin (Fw)
Rote Bete (Fkü)
Rotkraut (Wka)
Rotwein, jung, gerbstoffreich (Fka)
Rotzunge (Wkü)
Rucola (Fka/Hka)
Rundkornreis (Eka)

Saarwein (Hka)
Safran (Fh)
Saibling (Wh)
Salami, roh (Wh)
Salbei (Fw)
Salz (Ww)
Sardine (Wn)
Sauerampfer (Hn)
Sauerkirsche (Hkü)
Sauerkirschsaft (Hkü)
Sauerkraut (Hkü)
Sauermilch (Hkü)
Saure Sahne (Hkü)
Schaffleisch (Fw/Ww)
Schalotte (Mkü)
Schellfisch (Wkü)
Schinken,roh (Wh)
Schlehe (Fw)
Schleie (Wn)
Schnaps 32%Vol. (Hh/Wh)
Schnecke (Wn)
Schnittlauch (Mw)
Schokolade (Ew)
Scholle (Wkü)
Schwarzwurzel (Eka)
Schweinefleisch (Ww)
Schweineherz (Fn)
Schweineleber (Hw)
Schweineniere (Wkü)
Schweineschmalz (Ekü)
Schwertfisch (Ww)
Seeforelle (Wh)

Seeigel (Wka)
Seeteufel (Wkü)
Seewolf (Wka)
Seezunge (Wkü)
Senf (Mw)
Sesam (Hw/Ww)
Sesamöl (Hkü/Wkü/EKü)
Sojabohnen (Wkü)
Sojamilch (Ekü)
Sojasoße (Wka)
Sonnenblumenöl (Ekü)
Spargel (Fka)
Spargelbohnen (Eka)
Spinat (Hka)
Sprossen (Hkü)
Stachelbeere (Hkü)
Staudensellerie (Hkü)
Steinbutt (Wkü)
Steinpilz (Eka)
Sternanis (Mh/Ww)
Stockfisch (Ww)
Stör (Ww)
Sultaninen (Ew)
Süßholz (Eh)
Süßkartoffel (En/Hn)
Süßkirsche (Fn)
Süßwassergarnele (Hh)

Taschenkrebs (Wka)
Taube (Ww)
Tee, schwarz und grün (Fw)
Thunfisch (Ww)
Thymian (Mw)
Tintenfisch (Wkü)
Tofu (En)
Tomate (Hka)
Trüffel, schwarz (Ww)
Trüffel, weiß (Wh)
Truthahn (En)

Vanille (Ew)

Wacholderbeere (Fh)
Wachtel (Mw)
Waldschnepfe (Mw)
Walnuß (Ew/Ww)
Wassermelone (Eka)
Weinessig (Hw)
Weintraube (Hn/Wn)
Weißdorn (Ww)
Weißkraut (Wka)
Weizenbier (Fkü)
Weizenflocken (Fka/Wka)
Wels (Wn)
Wildente (Mw)
Wildkaninchen (Mkü)
Wildreis (Wn)
Wildschwein (Mw)
Wirsing (Wkü)
Worcestersauce (Wka)

Ziegenfleisch (Fw/Ww)
Ziegenmilch (Wkü)
Zimt (Mh/Wh)
Zitronenblätter (Fh)
Zitronengras (Mh/Fh)
Zucchini (En)
Zuckerschote (Ew)
Zwiebellauch (Mkü)
Zwiebel (Mkü)

Impressum

Redaktionsleitung
Doris Birk
Redaktion
Ilona Daiker
Lektorat
Gerlinde Wiesner
Layout
Vision Creativ, München
Gesamtgestaltung und Satz
media.a, Ludger Vorfeld
Herstellung
Susanne Mühldorfer
Repro
PHG Litho, Planegg
Druck und Bindung
Kaufmann, Lahr

Fotos und Illustrationen
Ingolf Hatz, S. 104
Independent Medien Design, Umschlag vorne (Collage)
Gudrun Kaiser, S. 93
Michael Leis, S. 137
Mike Masoni, S. 117
Mauritius, S. 3, 16 / Albinger, S. 101 /Chromosohm, S. 78 / Mehlig, S. 48 / Photri, Umschlagklappe hinten oben
Sabar Percussion (Bremen), S. 115
Reiner Schmitz, S. 2, 20, 40, 43, 46, 47, 54, 56, 57, 63, 64, 65, 67, 73, 74, 75, 77, 83, 84, 86, 87, 94, 96, 97, 107, 124, Umschlag hinten
Simone Schneider, S. 99
Kay Stiepel, S. 52
Tony Stone / C. Hayden, Umschlagklappe vorne Mitte / S. Jauncey, Umschlagklappe vorne unten / D. Lowe, Umschlagklappe hinten Mitte / C. Panchot, S. 130 /D. Rose, Umschlagklappe vorne oben
Studio Teubner, S. 23, 52, 63, 83, 93, 143, 144
Heidemarie Vignati, S. 15, 27, 118, 119
ZEFA/ K+H Benser, S. 108 / A. Inden, S. 126, 142 /Index-Stock, S. 33 / Jaemsen, S. 88 /Masterfile, S. 2, 137 /Poupinet, S. 58 / Reinhard, S. 68, 106 / Rossi, S. 111 / Sharpshooters, S. 13, 98

Umwelthinweis
Dieses Buch wurde auf chlorfrei gebleichtem Papier gedruckt. Um Rohstoffe zu sparen, haben wir auf Folienverpackung verzichtet.

ISBN 3-7742-4346-8

Auflage	6.	5.	4.
Jahr	2004	03	02